CW00347718

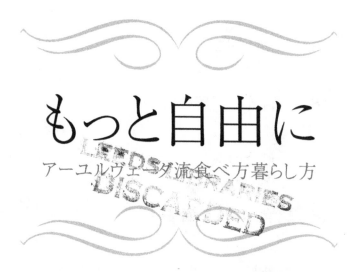

もっと自由に

アーユルヴェーダ流食べ方暮らし方

マイラ・リューイン 著

訳＝徳本陽子
藤原由布子

もっと自由に アーユルヴェーダ流食べ方暮らし方　目次

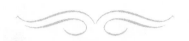

謝辞

　私の人生の旅は、素晴らしい生徒達、クライアントの方々、友人達からの甘やかなサポートによってひらめきを与えられています。本書の出版は、この情報に則ったアドバイスにオープンでいてくれた皆さん無しには有り得ませんでした。本書の制作過程において勇気と愛を注いでくれた、Shannon Wianecki、Vanessa Massey、Brenda Newton、Dana Stoltz Gray、Alfredo Fernandez-Bussy、その他の多くの皆様に心から感謝します。

　毎日、人生の奇跡について思いを巡らせています。ヨガとアーユルヴェーダの叡智と教えを私達皆に辛抱強くもたらした偉大なる師達、神秘主義者達に感謝と愛を送ります。私はこれらの教えを通して、自分の内なる宇宙の根源と、そして大いなるすべてとつながっています。

　あなたが永遠なる魂としての自分の真の姿を目にすることができますように。このことを毎日、すべての瞬間に思い出してください。すべての存在に平安がもたらされますように。

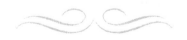

はじめに

　今からあなたを、食べ物と食べること、その個人的な関係にまつわる真実の旅へ招待します。本書を手に取ったあなたは、すでにその旅を始めています。人間の経験の中でも、特に本質的な部分に対するあなたの思い込みと行動を吟味する時が来たのです。世間の主流となっている習慣や、無意識の姿勢から目覚めましょう。責任ある選択から逃れられるような「魔法のお薬」は存在しません。本書は、アーユルヴェーダの原理原則を使いながら食べ物と食べることに対するあなたの意識を高める手引です。また、ヨガの実践者ならどのレベルの人たちでも特に興味深いと思える内容です。

　本書は自由への道を提供しますが、旅はあなたのものです。最初のうちは、先に待ち受ける冒険が手強い挑戦のように見えるかもしれません。そこから脱する唯一の方法はそこを通り抜けることだ、と賢者は言います。必要なのは、意欲があること、オープンな心でいることのみだと私は断言します。本書を通して発見できる自己認識とあなたの内なる強さは、食生活を超越した人生のあらゆる側面へも恩恵を与えるでしょう。食べることとの優しい調和を見つけた私たちが、向こう岸からあなたに呼びかけます。この調和が日々の暮らしに活力と平安を浸透させるのです。

　本書の情報は単刀直入なものばかりですが、読んでいる間中ずっと集中力を絶やさず、しっかりとそこに存在し続けるのはいささか困難かもしれません。食べ物と食べることに関してパターンを変えるということについて読むと、あなたという存在の潜在意識と無意識の深いところからプログラムされた層が何層にも折

り重なって浮かび上がってくることが少なくありません。そして衝動のままに行動したいという欲求に駆り立てられるかもしれません。このような無意識の欲求には背を向け、決して屈しないことを勧めます。本書を読んでいる間中、粘り強くポジティブな気持ちで集中力を保ってください。書かれている情報を吸収するために何度も同じ段落を読みなおさなければならないかもしれません。プログラミングされていた部分と無意識の態度があなたから消え始めると、まるで戦いや、あるいは心地悪さを感じるかもしれません。本書では、あなたの最も奥深くにある真実を認め、変化の戸惑いを乗り越えるためのシンプルな方法が学べます。

　本書の最初のセクションでは、あなたと食べ物の関係の理解を深めていきます。その関係がいかにあなたと他との交流に反映しているのかに注目し、新しい可能性について探求します。次のセクションでは、食べる、そして他人との関係を結ぶ上で、あなたの真の必要性を満たすための、シンプルで自然な取り組み方を提供します。最後に、参考のためのガイドライン、病気のリストと推奨する解決策、あなたが取り組めるシンプルな実践法を紹介します。

　かつて偉大なる師は私に、「私の言うことを一言も鵜呑みにしてはいけない。私があなたに差し出すものに取り組んで、自分の経験から学びなさい」と言いました。あなたにも同じことを提案します。思い込みは制限になりかねません。ですが、あなたの経験には無限の可能性があるのです。

自分の真実を
見つける

私たちと食べ物との関係

　あなたは自分の食べる物や食べ方に関心がありますか？　どんな要因を考慮して食べ物や食事を決めていますか？　おそらく一番気にかかっているのは、費用、手軽さ、味、伝統、栄養、楽しみ、体重管理、健康、といったところでしょうか。メディアの情報で頭が混乱することはありますか？　食べ物はあなたの人生でどんな役割を果たしていますか？　あなたは食べ物や食べることと心安らかな関係を築いていますか？　多くの人々がこれらの質問を投げかけるのは、答えが明確ではなく、ときには直面するのが難しいからなのです。今、少し時間をとって、これらの質問を自分に問いかけてください。そうすれば、この本は最大限あなたの役に立つことでしょう。

　こんな古いお話があります。もしもカエルが火にかけられたお鍋に飛び込んで、中のお湯が死んでしまいそうなくらいに熱ければ、カエルはたちどころにお鍋の外に逃げ出します。けれど、もしもカエルが冷たいお鍋に飛び込んでお鍋がだんだんと熱くなっていったら、カエルはきっと逃げ出しません。カエルは徐々に上がる温度に慣れていき、最後にはお湯がすっかり熱くなっているのに、なにが起きているかも分からないままに死んでしまう、と

いうのです。これはたとえ話として現代の文化における消費、特に食べ物と飲み物の消費をうまく表しています。

　現代の文化では、食べ物や食事の神聖な本質はもはや失われています。農耕生活が遊牧生活に取って代わったそのときに、自然とともに流れる生き方が自然を操る生き方に置き換えられて、この神聖な本質が失われてしまったと言われています。あるいは、既成宗教が立ち上げられて、規則によっていつ何を食べるかを定められたときに失われたのだ、とも言われています。工業化によって、家や自然を離れて工場で働くようになったせいで変化が起きたのだ、という主張もあるでしょう。ラジオやテレビ、パソコン、その他のエレクトロニクスが発明されたせいで、ますます自然や人同士、さらには自分自身からも分離してしまったという意見もあるでしょう。

　20世紀後半には、科学とテクノロジーがすべてに答えを出すようになりました。加工された容器に入った食べ物が最も高い評価を受けました。準備の要らないものが「便利」とされました。こちらからは見えないキッチンで他人が料理したものは「グルメ」と見なされました。「便利」と「グルメ」は社会的にも認められ、人の富を表すものとしてもてはやされました。

　今、科学の進歩といわれるこの時代、多くの食べ物が遺伝子操作され、それらが育つ環境も農薬や殺虫剤、化学肥料で汚染されています。食べ物は、あなたの手元に届く前におそらく数百マイル、ともすれば数千マイルもの距離を旅しています。そして時間が経つとともに、すべての食べ物は味が落ち、プラーナ（生命力）や栄養成分が損なわれていて、消費者としてのあなたにとってのメリットも失われています。命の宿らない食べ物を魅力的にするためには塩や砂糖を加えなければならず、これがあなたの味蕾（みらい）をにぶらせて、あなたの体のバランスを乱します。こうなると、感覚を満足させるためにもっと強い味が加えられた食べ物

を求めるようになります。まさに悪循環なのです。

慌てて食事をしていませんか？　車や机で食べたり、キッチン
で立ちながら食事をしていませんか？　ラジオや本、テレビ、電
話やパソコンなどに気を取られながら食べていませんか？　もし
そんなことをしているなら、それはほぼ無意識、あるいは完全に
無意識で食べたり飲んだりしているということです。無意識に食
べれば大きな報いを受けることになります。消化の乱れ、肥満、
苦痛、病気もその一部です。世界中で行なわれた数多くの科学的
調査によれば、食生活は心臓病、がん、脳卒中、糖尿病を始めと
する死の三大原因のなかで大変重要な要素となっています。

外部からの要求、数々の気を散らすもの、現代の生活の速さ、
これらがあなたの優先順位を見失わせているのかもしれません。
この環境では、分離した自分が当たり前になっているのです。自
分のためにならないことに「イエス」を言うのは簡単です。家族
と毎日一緒に食事をすることはもうありません。最近では、知ら
ない人の調理した食べ物を食べるのも一般的になりました。おそ
らくこうした変化の一つひとつが、日々食べるものの選択と自己
意識の溝を深くする原因になっているのでしょう。

最近、ある生徒が私に、「そもそも食べ物と関係が築けている
気がしません。親と食べ物との関係がそのまま遺伝したんだと思
います。今までそんなことを考えたこともありませんでした」と
言いました。食べ物との関係を訊ねると、多くの人が同じような
反応を見せます。

食事とセルフケアが習慣化して無意識になると、それは空虚な
分離の感覚をもたらします。このような暮らし方は一見便利で簡
単ですが、これが人生すべてに対して無意識な姿勢を促します。
メディアは新商品を宣伝し、その商品を使えば問題がなくなるこ
とを約束しますが、結局は「すべて」同じままなのです。多くの
人が次から次へと人生のうわべで新しいやり方を試します。そし

てその都度、なぜ自分はこんなに不安で退屈で分離してしまっているのだろうか、と思いあぐねるのです。

　食習慣を改善すると体調が良くなることにちゃんと気づいている人もいますが、自分が感じることと食べる物のつながりを維持するのは、多くの人にとって非常に難しいことです。ストレスを感じたりなにか特別なことがあったりすると、簡単に子ども時代や文化的な慣習、広告宣伝の影響を受けた無意識の食べ方に戻ってしまいます。そして、消化不良や気だるさ、体重増加などの形で不快さがあらわれてはじめて、いつの間にか後戻りしていたことに気づくのです。

　不健全な習慣に後戻りしたら、今度は「頑張ったご褒美だから」「一生懸命働いたのだから、ごちそうを食べてもいいのだ」などと言い訳をして、自分を正当化することがよくあります。これは子ども時代に身につく姿勢です。子どもたちに感情を感じることをしっかりと経験させるかわりに、感情に食べ物を与えていると、子どもたちは気分転換やごほうびと食べ物を同一視するようになります。衝動強迫や肥満が増えるのは当然の結果なのです。

　20世紀、個人と食べ物や自然、そしてお互いとの結びつきの力が減少し、政府とマスメディアは自分たちがすべての答えをもっていると主張しました。食べ物と食事のための指針は、学校で機械的に授業の一環として教えられるようになりました。以前は、このような知識は家庭内で受けつがれ、成長過程の中で自然に身につくものでした。やがて、政府と食品会社が食品群や食品摂取量というものを設定するようになり、世間はそれにならいました。就学の時点で始まる洗脳的なプログラミングのせいで、自分を信頼する心が失われ、権威を盲目的に信じる時代が始まります。今日では、だれもが政府の打ち出す公的な勧めに従い、個人の経験や直感は無視するように訓練されています。すべてが分かりにくくて謎めいて見えるのも当然のことなのです。

マスメディアやその他の情報源は、私たちの苦痛に対する表面的な解決策を浴びせます。「もう一つアイテムを購入しましょう。気分が改善されます」「あともう一回髪の毛を染めればすべてうまくいきます」「このスーパーフードを食べれば（飲めば）いつでも最高の気分でいられます」。

　本書は主に口に入れる食べ物と飲み物に注目していますが、あなたが消費するすべてのものに同じ原則が当てはまります。あなたが口、鼻、目、耳、肌をはじめとする感覚器官を通して消費するものすべてが潜在的には食べ物と同じなのです。それは以下のものを含みます。

●口に入れるもの
●サプリメントやビタミン剤
●全タイプの薬（処方薬やそれ以外）
●飲み物
●目にするもの（テレビ、映画、パソコン、ゲームその他）
●耳にするもの（音楽、雑音、会話その他）
●吸い込んだりすべての感覚器官を通して体内に入る空気や雰囲気（目に見えないものも含む）
●あなたが選んで体（肌、髪の毛、頭皮、爪その他）に使う製品

　ここにあげた分野に当てはまるものはすべて、無意識に消費した時点で分離、そして不幸せの始まりを意味します。広告や宣伝の影響を受けて、あなたが消費しているものがこの中にいくつ見つかりますか？　第一目的が利益である企業に、自分や家族の栄養補給をまかせてしまうことは、自分の自信を損なう行為です。その結果、あなたは混乱し、本来あるはずの力、自分にとっての正解を鮮明に感じとる力を失うのです。

　自分に関することの決定権を無邪気に他の誰かにゆだねてはい

けません。食べ物にまつわることで「自分のことが信用できない」「自分に自制心がない」などの声を繰り返し聞きますが、この自分自身との分離こそが、大人と子どもの双方に増加している肥満、食べ物依存症、病気を生み出しているのです。

　食べ物の生産地をよく知りよく理解することもまた、無意識に扱っている分野です。多くの人が、自分の食べるものがどこでどう育ったか、その動物がどのような餌を与えられてどう扱われていたかをまったく知りません。なにか問題があったら他のなにかが、または誰かが対処してくれると思っているのです。他人に食べ物の調達の面倒を見てもらうという考えが、現代にはびこる深刻な健康問題を無意識のうちに引き寄せているのです。

　政府は食品の安全性のために生産と販売の規制を試みていますが、このような膨大な過程を監視する場合、恐怖に駆られた過剰反応が多くみられ、個人の健康は無視した政策に走りがちになります。たとえば、あるりんごジュース生産者に問題があると、他の問題が起きるかもしれないという恐怖によって、すべてのりんごジュースの生産を変更させるのです。生産過程にさらに手を加えることで、一消費者であるあなたの手元に届くジュースの品質も低下します。

　消費者にとって、生産地や加工、管理方法は、パッケージに記載されている情報が頼りです。確かにこれは役立つ情報ですが、全体像を捉えてはいません。パッケージに正体不明の化学物質が含まれているうえに、原材料として記載する必要のない品目も多くあります。すべての情報を手にすると、商品を購入する決断に重大な影響があるかもしれません。なぜ何をどのように食べるのかも含め、食べ物があなたにとって本当はどんな意味があるのかを無視すると、分離が広がります。これでは疑念と空虚感が増すばかりです。

　「食べたいものを食べたいときに食べる、これこそが自由」多

くの人がこのような嘘を信じて暮らしています。支配欲を満たすために食べ物を利用しても、ゆくゆくは強迫概念や依存症が待ちかまえています。きっとお母さんがあなたの食べ物と食べ方を決めていたことが発端なのでしょう。あなたはそれに反抗したのでしょう。食べ物にまつわる反抗心は、時として食べ物とかかわりのない気持ちにつながります。自分の母親は、今回の人生と、そして天の源とあなたを最初にしっかりと結ぶ人です。このつながりが妨げられれば、食べ物と自然とのかかわりの乱れを引き起こす可能性があります。

あなたがどう育てられたか、家系の伝統、文化として植え付けられる常識、学校教育、マスメディア、これらすべてが、あなたの食べ物と食事に向き合う態度に深い影響を与えています。今持っている無意識の癖を克服できるまでは、食べ物と個人的な関係を結ぶことができない、と知らなければなりません。

多くの人が、食事や映画、社交の場、そして空想という手段でまやかしの人間関係やつながりを築いています。実際のところ、大抵の場合は人とのかかわりを通して寂しさや虚無感からの解放のようなものを手に入れようとしていることに気づくかもしれません。ここからまやかしのつながりが展開します。でも実は、あなたが要求しているのは、「私が必要とするあなたでいて欲しい」や「私の理想像に当てはまるあなたになって欲しい」なのです。このタイプの人間関係は短期間しか続きません。やがて現実が染み出して、不和が生まれます。こうなると、相手と自分について学んで受け入れることが人間関係であるはずなのに、何かを手に入れるというあり方が人間関係の基本になってしまいます。そして待ち受けているのは、身体的、精神的、心理的、霊的、これらすべての面においての落ち込みや不調和、バランスの乱れです。この法則は食べ物との関係にも当てはまります。あなたは食事に対して、慰めや娯楽あるいはその他の何かを満たしてくれること

を求めていますか？

　あなたと食べ物や食事の関係の核心に触れるためには、あなたの思い込みに真正面から向き合わねばなりません。たとえば、あなたは料理を手間だとか料理が好きではないと考えているかもしれません。このような思い込みは、あなたの自尊心の低さを反映しているか、あるいは他人に自分の要求を満たしてもらいたいという思いの表れであることがよくあります。そしてこれらの思い込みは、未解決の感情となって、あなたが自分の内面を見つめて手放すまであなたの人生を左右します。思い込みの中に潜む嘘を認めることができれば、その思い込みを書きかえることが可能です。

　食べ物と意識的な関係を結ぶことは、バランスの整った暮らしに欠かすことができません。本書はあなたの行動の大元をさぐり、そこに潜む問題の根っこを見つけ、それを取り除く手助けをします。やがてあなたは人生のすべてにおいてやんわりと欲求を抑え、心を鍛えて自分の健やかさを支える選択ができるようになるでしょう。そのためには考え方を変える必要があります。普段使っている製品や食べ物も変える必要が出てくるでしょう。代表的な市販品の替わりになるものは沢山あるということを知ってください。その多くはむしろお財布に優しく、とても簡素です。

関係を立て直す

　私自身も混乱から明晰へ、病気から健康へ、そして分離から統合へと進む道を30年かけて歩み、その経験があったからこそこうして本書を書くことができました。ここに書かれている情報は、私の個人的な経験からくるものと、生徒やクライアントとの幅広い取り組みから得られた洞察の両方が元になっています。

　この道を歩み出した頃の私のバランスは著しく乱れていて、そ

れまでの人生の大半もそのような状態で過ごしていました。「絶えず消化に問題があって、ちょっと頭がクレージーかもしれない自分」の人生からは逃れられない運命だと思っていたのです。体に良い食べ物に切り替えて肉食をやめたのが私の第一歩でしたが、健康と体重管理に関して私の抱えていた問題のほとんどは特に解決しませんでした。

その後何年も経ち、インドでヨガを学んでいたときに、アーユルヴェーダと出会いました。そしてこれが更に私の心を開いてくれると確信しました。アーユルヴェーダ的な視点から見た心地よさを知ること、バランスの整った状態を感じること、それらを学んだときに初めて、今まで知っていたことを超えるものがあることが実感できました。自分の本質に合ったバランスの整った食事の仕方を発見し、同時に消化力を鍛えることが、私にまったく新しい生き方の道を開いてくれたのです。

古い情報を一掃し、新しい情報をふるいにかけることを学ぶと、複雑さが溶けて過程そのものが楽になることを知りました。

人生に霊的な修行を取り入れて感じ方を変えたい、と願う人がいます。行をこなすことも役には立ちますが、以前と変わらない無意識の態度を取り続ける限り、気分の落ち込みや不安、不満を取り除くことはできません。人生を霊的にすることは、つまり、毎日一日も欠かさずに人生のあらゆる側面において意識的に生きるということです。本書はシンプルで自然なやり方で、食べ物、食べ方、他人や大地との関係の中にあるあなたの真の要求に答える方法をお伝えします。これは白黒がはっきりとつけられることではありません。むしろ濃淡のちがうグレーがたくさんあります。この人生のダンスは科学を道具にした芸術作品なのです。

シンプルな道具と実践を人生に取り入れることで、あなたの気づきの力が高まります。気づくということはゆったりとしていておおらかです。新たな気づきの力を手に入れたあなたには、無性

に食べたくてたまらない食べ物への渇望や依存が育つ余地もあり
ません。新しい気づきを得たあなたは、意識と宇宙の根源との結
びつきの目覚めを経験します。この目覚めがやがてもっと健やか
な選択ができるようあなたを導き、あなたはもっと強くなり、もっ
と平安を感じるようになります。あなたの見方が変わります。そ
して自分自身を信頼し、自分が自分の真実を見つける力を持って
いると信じられるようになるでしょう。そして他人に対する受容
と忍耐を知るでしょう。

　食べ物と食事との結びつきを養い育むことは、あなたやあなた
の家族、あなたの地域に大いなる癒しをもたらします。そしてあ
なたと自然とのつながりを作ります。もっと意識的で平安でいら
れるようになれば、神聖なるものとのつながりがあなたの食事や
日常生活に入りこむようになるでしょう。そのように聞かされて
も、今は手に届かないことのように思えるかもしれません。です
が、はっきりと断言できます。これは可能なのです。

　自分に正直でいてください。そして探求者であってください。
毎日の日々を冒険するのです。

　本書を通して私が提案するのはただそれだけです。この本を実
用書としてお使いください。ここに載っている情報の中から一度
にひとつずつ実行してください。本書の中では、「こうあるべき」
でもなく、「研究で証明されていること」でもなく、あなたにとっ
ての真実はなんなのか、それを感じて観察するよう求められます。
しっかりと時間を取って、各章ごとに質問に答えたり、提案され
るようにリストを作ったりしてください。アドバイスはシンプル
ですが、時として実行は簡単ではないこともあると気づくでしょ
う。

　私がお勧めするのは主流以外のやり方、つまり小道です。強い
流れに乗っても機械的な暮らしに辿り着くだけで、これではほと
んど、もしくはまったく人生に喜びを感じられません。自分の人

生に条件を付けるのをやめましょう。天の律に委ねるのです。他人がなにをしていようが一切かまわず、自分にとって正しいことをするには勇気が必要です。社会通念を退けて、自分の健康と健やかさの責任を負うことも勇気が必要です。あなたは本来生まれながらにこの強さを持っているのです。あなたにその気さえあれば、この先のページはきっとあなたの役に立つでしょう。

支配という幻想を手放す

　支配というと、組織力であったり、ものごとの管理であったり、他に対する権力の行使だったりを意味するように聞こえるかもしれません。これらの定義は、支払いや健康、仕事面のことならぴったりです。ですが、あなたが他人を喜ばせようとする行動をとって、自分にとっての真理の表現をないがしろにしていたら、これは真の支配ではありません。これは支配という幻想です。

　もうひとつの支配という幻想の例をお話ししましょう。自分のある部分を管理することで自分の人生の別の部分を管理できるという考えも幻想の支配の一例です。たとえば、体重の管理は健康の管理と同じとみなすことです。ここで健康を支配すると考えるのは幻想です。あなたの食べ物の選択から体重管理はできるかもしれませんが、これが必ずしもあなたの健康につながるとは限らないからです。

　支配できなくなるかもしれない恐怖によってあなたのエネルギーは枯渇し、健やかさが損なわれます。支配という錯覚を断念し、食べ物との良い関係が築けない限り、さらに病気がちになり、ますますの不幸せに蝕まれるでしょう。

　人生によって現実が突きつけられると、精神的苦痛や問題に対処するメカニズムが起動し、錯覚を抱き続けて自分の気持ちを遠ざけるようになります。気持ちの高ぶりで気分が良くなり、気持

ちの落ち込みで以前より気分がふさぐような経験をしていません
か？　心の浮き沈みを支配しようとする気持ちが高まると、完璧
でなければならないという衝動が生じます。完璧を求める衝動に
かられると、自己認識は歪み、世界もいびつに映ります。この歪
みは現実に直面することを困難にし、極端な悪循環は活力を奪い、
やがてはさらなる恐怖を呼びます。支配という幻想にかられた言
動の例をいくつか挙げます。

●「ヨーヨー・ダイエット」、周期的に絶食とむちゃ食いを繰り返す
●後にむちゃ食いを伴う断食や浄化法を実行する
●精力的になるためや、健康的でいるために、ビタミン剤やサプ
　リメントを大量に摂取する
●細い体型を維持するために、高タンパク質、低炭水化物の食事
　を摂る
●筋肉をつけて脂肪を燃やし、細い体系を維持するために、過度
　のタンパク質を摂る
●砂糖を多く使ったお菓子を食べたいために、ダイエット食品し
　か飲んだり食べたりしない
●太らないように気をつけていると周りにアピールするために、
　人前では少量の食べ物やサラダしか口にしない
●一日の食事量を抑えるために朝食を抜く
●スポーツジムやヨガスタジオの会員になるだけなってそのあと
　は通わないが、お金を払うことで体に良いことをした気持ちに
　なっている
●細く見せるために人前ではお腹をへこませている
●ドカ食いを埋め合わせるため、そして脂肪に対する恐怖心から、
　過度に運動する
●健康食品を買って冷蔵庫で腐らせるが、正しい買い物をしたこ
　とで良い気分になる

先に挙げた行動の一つひとつがどんな経験をあなたにもたらすかを考えてみてください。これらの行動を正当化する自分に気づいたら、もう少しよく観察してみましょう。積極的に行動と結果をつなごうとしてください。

支配という幻想を持つと、意識的に参加することがなくなり、事態は悪化します。食べ物や食べることに意識的にかかわるには、現実に気がつくことが必須であり、なにが起きているのかを自覚しなければなりません。体が本来求めていることに注意を払う必要があります。上に挙げた例はどれもエネルギーを下げ、不健康を招く無意識の妄想を含んでいます。

頑張りすぎた結果、エネルギーが低くなる場合もあります。きちんとした休息や気晴らし、十分な睡眠、生命力のみなぎる食べ物、こうしたものなしで動き続けられると思ったら、それは非現実的な考えで、完全にバランスを乱しています。「絶えず飛び回っていなければならない」という思いは、恐怖心や、自尊心に結びつく未解決の気持ちに駆り立てられた衝動です。「こなす量で自分の価値が決まる」などという伝説に人生を振り回されているということです。つまり、行動にばかりとらわれて、どうあるべきかがおざなりの人生なのです。

自分の感情の処理にあなたが最初に選ぶのは、食べ物と食事への執着かもしれません。あなたが内に強迫観念を持っていることを隠して秘密にしていれば、恐怖心が育ちます。未知のものへの恐怖は、分離していると感じるときに生じます。この恐怖心が強迫行為に燃料を注ぎます。治療を受けても、真の自己意識との結びつきが回復できなけければ、強迫行為でむちゃ食いすることから本当の意味で解放される可能性は低いでしょう。

自分が支配しているという錯覚にはエゴ、つまり自分本位の良心がつきものです。エゴ (ego) は Edging God Out（神を押し除ける）の頭文字です。これは自分本位の意思が行き過ぎることに

言及しています。完璧主義者のエゴは、目的が達成できるかどう
かにかかわらず、どんなことをしてでも間違いのない自分でいた
いと望みます。「ほら、やっぱり。ちゃんとできなかったから私
はダメな人間だ」と言えばエゴを喜ばせることができるのです。
このような考え方では自分の真実に近づくことはできません。あ
なたが手に入れることのできるはずの、平安で喜びあふれる人生
からあなたを遠ざけるだけなのです。

　20世紀初頭の偉大なるヨギ、スワミ・パラマハンサ・ヨガナ
ンダは、エゴをだれも打ち倒すことのできない無敵の戦士になぞ
らえました。エゴを倒すには降参するしかないと言うのです。こ
の本を書いている間、私は時に「私の書くことを読みたい人なん
ているのかしら」と恐れをなしたものでした。実はこれこそが、
なにもかもを自分ごとにしたがるエゴだったのです。恐怖にはま
りこんでこの本を書き終えない、という道もありました。あるい
は恐怖をくぐりぬけて人として成長する、という道もありました。
ある賢き人が、「ただ最善を尽くし、結果がどうなるかは降参し
て委ねればよいのですよ」と教えてくれました。降参して委ねる
ことは人生の謙虚さに通じます。謙虚さは等身大の大き過ぎず小
さ過ぎない自分を経験することです。謙虚であれば、人生はもっ
と親しみやすく実り豊かになるのです。

　降参して委ねるためには、自分に対して正直であらねばなりま
せん。強迫行為でむちゃ食いする狂気のサイクルにとらわれてい
る最中に、自分に正直になるのは難しいことです。起きているこ
とに正直であろうと自ら願う、そのときにならこのサイクルを断
ち切るためのいくつかの方法があなたの役に立ちます。依存症を
煽り立てている気持ちに対処するときは、しっかりとした精神的
基盤を築き、自分の最も奥深くにある自己と再びつながらなけれ
ばなりません。長く続く変化のためには、これが決定的な違いを
生みます。

降参して身を委ね、自分が破滅的なサイクルに捉われている
のだと自覚できたら、今度は破滅的なサイクルを煽っている問題
（たとえばむちゃ食い）を受け入れて、向き合わなければなりま
せん。あなたが依存的な考えと行いを断念する準備ができている
ときにのみ、真の変化の可能性も存在します。そのためには、こ
の問題とかかわる過去の出来事ごと手放して、現実を受け入れる
ことが必要です。現実を受け入れることなしには、人生は卓球の
試合のようなものです。つまり古い習慣と新しいやり方を試すこ
との間を行ったり来たりするだけに終始してしまうでしょう。そ
の結果、心理的にも身体的にも霊的にもやっかいな健康の問題に
悩まされるでしょう。

　現実を見抜いてそれを受け入れたら、今度は古い行為を駆り立
てる原因となる感情を根絶することに集中します。こうした感情
は大抵の場合、怒りと恐怖を伴います。エゴはこの類の感情を自
分そのものと思い、そこに執着をします。エゴは防御の意味を取
り違えて、感情の後ろに隠れてしまいます。たとえば、母親のよ
うになりたくないがために、当の母親に怒りと抵抗の気持ちを抱
きますが、同時にますます母親に似てきます。その他にも、だれ
かに過食を見られることを恐れますが、その恐れ自体があなたの
食事パターンに影響している、という例や、前の恋人への怒りを
持ちつづけるのは実はもう一度傷つくのを防ぐため、などの例が
挙げられます。このような感情を隠し通せば人生の痛みから自分
を守ることができるという考えは大嘘です。

　あなたの内側にある感情はどれもあなたがかつて感じた気持ち
です。このような感情をいつまでも持ち続けるという人生もあり
ますが、そうしない人生も可能です。これらの感情をあなたの意
識という光で照らしてください。感情を感じてよいのだ、100%
味わってよいのだ、と自分に許しを出してください。あなたの一
部はどこかで、そんなことをしたら死んでしまうかもしれないだ

とか、この気持ちが尽きることは決してないだろう、などと感じているかもしれません。感情を味わったからといって、あなたが死ぬことはありません。破滅的な感情を抱き続けることは、苦しみをもたらします。手放すのです。そうすればその感情にけりをつけることができます。感情がただ通り過ぎるままにしてください。このような未解決の感情が積もり積もって、やがてあなたからにじみ出て、それがあなたの個性になります。けれど、未解決の感情もその雰囲気をまとっているあなたも、あなたの真の姿ではないのです。

なにかを変えたいと思ったら、最初にその変えたいものの存在を認め、受け入れてください。そしてそれを手放すことに内なる決意をするのです。注意の焦点を変えることで欠点を変容させることができます。意識を、そしてエネルギーを、代替案や解決策に集中させるのです。あなたの熱意というエネルギーを使って自分の新しいビジョンを実行に移してください。

この方法がうまくいくためには、自分の最も奥深くにある自己との結びつきを育み、そして信頼するようにならなければなりません。健全な代替案に意識を集中させれば、それはあなたが本来の平安な本質に至る道を浄化する手助けをします。古い思い込みを捨てて新しい在り方を実行に移せば、あなたの自己意識はます ます成長します。

この本の中から道具を選んで実行するときに、心に留めておいて欲しいことがあります。それは、長く続く真の変化は実現可能なのだということです。どのくらいの苦しみを味わったら変化の必要性が感じられるのでしょうか？　これは個人差がありますが、実感として、本人が納得できるまではあらゆることが起こり得るでしょう。

古いものを捨て、新しいもののための場所を空けてください。古い感情や思い込みとそれに伴う行動を手放した新しいあなた

は、そんな自分には馴染みがなくて居心地悪く感じるかもしれません。必要なのは勇気です。勇気があなたを新たなる自由と活力へといざないます。次のサンスクリット語マントラは、まさにこの道のりを表しています。

偽りから真へと
暗闇から光へと
死から不死へと私たちをお導きください
オーム　平安あれ、平安あれ、平安あれ
　　　　　　　　　（『ヴェーダ』のサンスクリット語マントラより）

答えとしてのヨガとアーユルヴェーダ

　のびのびと気楽に食べ物とかかわるためには、高次の自分（ハイヤーセルフ）とのつながりが必須です。心が十分に静まって初めて自らの内なる声が聞こえ、そのときにハイヤーセルフとつながることができるのです。ヨガとアーユルヴェーダはハイヤーセルフと再びつながるための道具を与えてくれます。

　ヨガは、自らの内に、そしてすべてのものの内に宿る、宇宙の源との結びつきを育むための行として古くから伝わる伝統です。ヨガには多くの流派が存在し、それぞれが独自に宇宙の源を描写しています。とりわけ、〈愛の神〉〈イシュヴァラ〉〈太陽〉〈数多の神々〉〈母なる大地〉〈神〉〈自然〉などと呼ばれています。どの流派を選ぼうとも、ヨガが生きることの堅固な土台であることに変わりはありません。近年は、ヨガはエクササイズと見なされて人気を博しました。バランスよく練習すれば確かに身体的効果を発揮することができますが、それはこの全的な伝統のほんの一部に過ぎません。

　ヨガの行は、人生に変容をもたらす手段です。心を使って、目

覚めを促し意識を導く補助をします。正しい心構え、つまりこの世界での正しい振る舞い方、これがヨガの基本原則です。非暴力すなわち思いやり、心遣い、自分と他者を敬うこと、これらが正しい心構えの礎となります。ヨガの2つ目の原則は、自分の内面と外面の清浄さをどのように保つかについてです。体を使ったポーズや呼吸練習、五感の熟達を目指す取り組みによって、体内のプラーナあるいは生命力のバランスを整えて拡大します。このような行が、体内や神経系、そして心の不純物を一掃し、瞑想への道を切り拓くのです。時間をかけていくうちに瞑想は深まります。そして外側の活動が内側へと移っていきます。その結果、高い集中力と強い心、自らの内にある根源との結びつき、そして平安な生き方を身につけることができます。

ヨガの状態とは、つまり心と体と魂の結合のことを言います。宇宙の真実を直接知覚することです。この結合によって、人生のすべての瞬間、すべての行為に目覚めが起きます。あなたは情熱や人生への興味を見つけるでしょう。全身全霊で修行をすれば、一番深いところに眠る自分自信を知ることができるようになるでしょう。その状態で、丁寧に日々を送ることができるようになります。退屈は消え、人生のなにもかもが冒険と探求になります。意識的な生き方と実践を積み重ねることによって、このような変化を成し遂げることが可能になります。あなたの意識を目覚めさせて内なる宇宙の源との結びつきも呼び起こすとができます。

アーユルヴェーダは、ヨガの伝統と対をなします。アーユルヴェーダという言葉は、「生命あるいは生きることの科学」と訳されます。アーユルヴェーダは五千年の伝統を持ち、生活の質と長寿への取り組みを行うものです。アーユルヴェーダの実践には、心、魂、体が自然と調和して生きることが欠かせません。これは単に〈心地よく生きる〉ための戦略ではありません。アーユルヴェーダは宇宙、そして内なる神との一体感を取り戻すための

手段です。アーユルヴェーダは、一個人を見つめ、自然のすべてと一体になって生活様式や意識的な生き方に取り組みます。そこには食べ物や体に取り入れるすべてを通して再び真我と結びつくための美しき基礎も含まれます。心と体と魂の内にあるバランスを回復させることに焦点を当てています。原因を排除するという形で症状に対応します。

ヨガとアーユルヴェーダはどちらも膨大な情報と助言を合わせ持つ伝統であり、人が自らの根源と生命の神聖なるすべてと共に自然に進化することを促すものです。生きる土台としてこれらの伝統をホリスティック（全体的）な手法で取り入れれば、人生は拡大し、心の制限や外的環境の束縛を超えてその先に進むことができます。

私は40代前半で更年期が始まり、その時にヨガとアーユルヴェーダを生活の完全な土台として利用するようになりました。私の内側で起きていた変化は感情的な変動と混乱を引き起こしました。そこまで変化するとは予測していませんでした。それまでに学んでいたことから、これが素晴らしい変化の時期であることは分かっていたのに、自分のまわりで耳に入るといえば、惨めなことばかりでした。私にはまだ、この移行期をくぐり抜ける準備ができていなかったのです。

最初は不快な症状を治してすべてを元通りにしようと試みましたが、それは上手く行きませんでした。そして助けを求めてヨガとアーユルヴェーダを頼るようになりました。アーユルヴェーダの専門家と私のヨガの師から愛のこもった指導を受けて、更年期とは女性であることを表す自然の過程なのだということを実感したのです。

問題は更年期ではありませんでした。私自身が抱えているバランスの乱れた状態と自己との分離、これがこの移行を困難にしている原因でした。変化に抵抗せず、変化を受け入れるよう助言さ

れました。内側にある抵抗を手放すと、人生が楽に展開するようになりました。私の体が私の体と認識できないときもありました。更年期の８年間で、あらゆるレベルで柔軟になることを学びました。新しいやり方で愛と支えを受け取ってよい、成熟した女性であることに心地よさを覚えてよい、と自分に許可が出せるようになりました。

　バランスのとれた状態に向かうために、シンプルで基礎的な実践を生活に取り入れました。消化を強く健康的に保ち、他の皆が風邪やインフルエンザにかかっているときも、自分は健康でいることができました。毎朝自分の舌を見て消化状態が観察できるようになりました。そのおかげで、自分の中に取り入れたものと、体に起きることを意識的につなげて捉えることができるようになりました。消化が弱いときはそれに気づき、問題を避けるための特別なケアができるようになりました。心身が休息を欲しているときは、今までとは違う視点でそれに気づくようになりました。最初はすべてが馬鹿げて思えましたが、こうしたことが上手く作用することが分かりました。この点に気づけたため、生きるためにもっと時間を割くことができ、心身の問題に費やすエネルギーは少なくて済むようになりました。

　適切なヨガの実践を行い、アーユルヴェーダのハーブやその他の役立つ実践をした結果、バランスと再生を経験し、この移行期を平安に過ごすことができました。今、私は更年期を終えた女性として、今までにないエネルギーと自由を覚えています。自分の体に対しては、かつてないほどの力強さと柔軟さ、心地良さを感じています。首の古傷が癒えることはもうないと思っていたのに、サーフィンができるようになり、それがもう生活の一部になっています。たとえばこの本を書く、というような人生がもたらす新しい経験が私の勇気となり、自分に対する古い思い込みから抜け出す力を与えてくれました。自分についてもっと多くをさらけ出

すことへの恐怖、物事を完璧にこなせない恐怖、未来が見えない恐怖が私を支配することはもうありません。

ヨガとアーユルヴェーダの多元的な方法を生き方に取り入れていく中で、私の人生はあらゆる次元で飛躍的に拡大しました。以前の自分には重要度が高く思えた知識のほとんども、今となっては過去の一部と化しています。宇宙の根源と結びついて生きることを身につけたおかげで、自分の霊性に責任が持てるようになりました。ヨガとアーユルヴェーダの贈り物とは、生きることへの開放なのです。

ヨガとアーユルヴェーダは、そのどちらも問題だけではなく原因そのものに対処するため、あらゆるレベルで内側から外側への、そして外側から内側への癒しを促します。本書はこの2つの素晴らしい伝統の入門書です。これらの伝統の指針と道具をうまく活用すれば、バランスと調和の取れた人生を送ることができます。ここに上げた変化は、今すぐに一人でも実践できるものばかりです。アーユルヴェーダとヨガをもっと広範囲に詳しく知りたい方は、公式ウェブサイト halepule.jp を参照ください。

自分の機能不全を認識する

分離と無意識

　自己からの分離と日常への影響、これは現代の生き方の中で最も重要な、そして最も認知されていない課題の一つです。現代の文化は食べ物や食べることに取りつかれたようになっています。人生は不快感なくすべての欲求を満たすことであり、贅沢な生活様式を送ることだ、という考えがマスメディアによって長い間伝えられています。他にどのようなことが言われているでしょうか？　食べ物と食べることにまつわる「多ければ多いほどよい」という精神性は、肥満や体内に溜まる毒、病気という形で現れます。快楽のため、そしてご褒美として食べることに精神が執着しています。この執着が体内での栄養素の消化吸収を中断させる原因となり、バランスの乱れを引き起こします。体は、バランスが乱れていると、最高品質の食べ物でさえも消化できなくなります。なにを食べるかはもちろん大事ですが、どこでどのように食べるかも同じくらい重要なのです。

　多くの人が、飲食にまつわる問題を抱えているということを否定したり、あるいは隠したりします。病気の迫りくる恐怖が勝手に消えないかと期待しているのです。そんなタイミングで新たなスーパーフードやダイエット法、医薬品などが世に出てくると、

彼らは飛びつき、少しの間だけそれを試します。そのとき、場合によっては束の間の改善が見られるかもしれません。そしてまた、同じ消化のトラブルや体重増加への恐怖、その他の以前にも味わった乱れに陥るのです。無意識に逆戻りです。

あなたは、最も神聖で大切な活動の一つを無意識な態度で行っていませんか？ 食べることはあなたと自然を親密に結びつける神聖な行為です。食べ物や食べることとの関係をもっと良くしたいと強く願う気持ちは、最も深くに潜む自分自身ともつながりたいと焦がれる気持ちの現れかもしれません。この矛盾がある限り、無力や怒り、絶望、無関心というような気持ちに陥ります。なにかがおかしいことは分かるかもしれませんが、じゃあどうすればいいかというとそれは分からない。理解しづらく、いら立たしい状況かもしれません。

人間とは、未知のものを避けようとするあまり、思いがけないほど痛々しいことを自分自身に課すものです。経験上、人生は決して自分では乗り越えられないことを与えたりしません。私自身、どうすれば物事がうまくいくのかをいつも必ず把握しているわけではありません。ですが、未知なるものに出会えば、そのおかげで人生の真の冒険を経験することができます。

どの食べ物があなたにとっての正解なのでしょう。他の皆も同じなのでしょうか？ 私たちの多くはなにを食べれば良いのか、どうすれば自然な形で食べ物にかかわれるのかが、もはや分からなくなっています。たとえば、他の誰かを喜ばせようとして、自分にとって一番合うはずのものから離れていく自分に気づくことはありますか？ 友達が最新商品を勧めてくれ、でも断ったら怒るかもしれないから、と「ノー」と言うことを恐れていませんか？ あなたのしているのは、相手が気に入るだろうとの思いから、たとえ自分に害をなす行為でもその人のやり方に合わせるということです。そして、いざその人に質問してみたら、きっとその人は

あなたに自分を傷つけてもらいたいとは望んでいないことが分かるはずです。これらが自分の本当の気持ちを飲みこみがちな場面です。

食べる物の支度や食べることが「面倒」あるいは「時間が足りない」ように思えたら、あなたは自分の真実に向き合えていません。衝突を避けようとしているだけかもしれません。あるいは食べる事が「制御不能」のように思えているのかもしれません。他の事すべてが食べることよりも重要に思える、もしくはしなければならないことが多すぎるように見えるということなのでしょう。このような考えは、「する」ことを煽り立てるばかりで、人生に「在る」ことを軽んじでいます。

自分の気持ちから逃げると、自分の目の前にあるものを完了させて楽しむことができる前に、もう次のものを追いかけ始めます。結果が出る前に放ったらかしにすると（身体的でも精神的でも同じ）弱さと無意識が大きくなります。一人でいても、あるいは他の誰かと一緒でも関係ありません。会話から、あるいは食事から逃げるということは、最も奥深くににある自己との結びつきを弱めているということにつながるのです。

無意識のせいで、あなたは自分にとって最善とは言えない行動をとります。そこから、さらなる自己との分離と不調和が生まれます。人生を分析し、批判するのもまた分離を増大させます。生きることの豊かさと美しさを享受しながら意識的に人生に存在するには、あなた自身の意欲と勇気が必要です。そして意識的な振る舞いを育むような変化を起こせば心はもっと強くなります。あなたの手にする新しい強さがあなたをバランスの取れた生き方へ誘い、最も奥深くにある自己とより一層強い結びつきを作り出します。

印象とサムスカーラ

　テレビやパソコンを見るのは、耳と目の消費行動の一例です。テレビの画像や音、電磁場は、あなたの心と体、精神にかなりの印象を残します。時には人生の厄介ごとから逃げるために、あるいは「ぽーっとする」ためにテレビを見ることがあるかもしれません。テレビを見ていると自分の人生に無意識でいられるのです。でも実は、これでは心も体もリラックスしません。「ぽーっとする」とは無意識になるということです。

　無意識を生み出すだけではありません。テレビ鑑賞はもう一つの危険を伴います。これまでにテレビ番組や映画を観てなんらかの影響を受け、それがしばらく後を引いた経験はありませんか？昔、テレビや映画を観ながら、ほぼいつも加工食品を食べて育った３人のティーンエイジャーと食事をしたことがあります。彼らは、私達の食べていた新鮮な食べ物は主にＣＭソングで覚えており、映画やテレビの登場人物をあたかも自分が実際に過去出会った人物かのように話していました。広告宣伝や番組のおよぼす印象の大きさには驚かされます。

　あなたの心と体は、外側の刺激にとても敏感です。刺激を受けすぎると、神経系が停止します。感覚が鈍くなるのです。外側にあるなにかがあなたに深く影響をおよぼしたら、あなたはそのことについての感情をまるまる経験し、その後で放出しなければなりません。自分の気持ちを受け入れて経験しなければ、精神の中で印象が形成され、それが潜在意識へと入りこみます。そうすると、これがあなたの態度や気分、自己像、人生への反応を決定します。ヨガではこのような未解決の印象のことを samskara サムスカーラと呼んでいます。こうした印象が心の癖となって深く染みつき、外側からの刺激とは無関係に影響を及ぼすようになります。これがあなたの歩む道の上に刻まれる人生の「轍（わだち）」

になります。あなたはその道を歩くたびに轍に引っかかります。たとえば、朝食にシリアルを食べるたびに馴染みのパッケージに入った懐かしいシリアルのことを思い出すかもしれません。あるいは朝食を慌てて食べたことを母親に叱られたり、スクールバスに間に合うよう追い立てられたりしたことを思い出すかもしれません。その結果あなたは混乱し、母親を満足させられなかったことに怒りを抱いたことを思い出すかもしれません。こうした性質の印象は、あなたが光を照らして癒すその瞬間まで、あなたの行いを感化します。

　心と体に残るサムスカーラは、本質的にポジティブかもしれないし、ネガティブであるかもしれません。サムスカーラは、特に人間関係の難しさや嫌がらせ、見捨てられる、拒絶といった厄介な出来事など、ドラマチックな外的刺激を受けて形成されるものがほとんどです。成人期の大半をこのような轍に引っかかりながら過ごしていることになります。つまり、あなたは日常生活の大部分を、新鮮な目を通してではなく、自分の印象を通して経験しているのです。

　サムスカーラは、解決しようとしない限り蓄積します。サムスカーラを癒すのです。そうすれば轍が埋まります。観た映画や経験したことはとっくに忘れているとあなたは思うかもしれませんが、これらはあなたの心と体に根強く宿っています。感情の抑圧が精神のさらに奥深くに、サムスカーラを埋め込むのです。そして全生涯に渡り劇的な影響を与え、その結果、不安やうつ状態、苦悩として現れることが多々あります。

　このようにいつまでも心に残っている「録音」に気づいた瞬間に、過去の印象を消すことができます。自分の感情がそのままあなたになるのではありません。感情は単なるエネルギーの動きにすぎません。印象を無視するのではなく、その印象を認め、そこに内在する感情をきちんと処理することを選べばよいのです。感

情について話すだけではこれは実現できません。静かにじっとして、体と呼吸を受け入れ、感情が迫ってきては通り過ぎるのを感じ、感情を書きとめることなどが手放す過程には必要です。そしてひたすら心になにが沸き起ころうが、感じて、手放すことが感情の処理です。感情をすべてくまなく感じ切ること、その感情について必ずしも行動する必要はないし、抑圧する必要もなく、ただ感情が通過するのを認める。これも感情の処理です。信頼出来る友人やカウンセラーにその経験を話してもよいでしょう。沸き起こる感情に抵抗したりそれを裁いたりしようとせずにただ手放すことができれば、その感情は大抵の場合、事象を伴ったりせずに素早く通り過ぎていくものです。

　エゴは、抑圧した印象と感情の周りをアイデンティティで塗り固めます。この印象が自分の真の姿だと信じ始めるのです。たとえば、誰かにチョコレートケーキは体に悪いと言われたことが気に障ったとします。このコメントに対しての抵抗を手放すことに決めた瞬間に、詰まっていたエネルギーが動き出します。エネルギーが動くと、落ち着かなく感じたり、寒かったり熱かったり、不慣れな領域に足を踏み入れたような気持ちになったりするかもしれません。大抵の場合は、軽さと解放を感じます。この新しい、不慣れな場所は、心身には居心地が悪いかもしれません。深部にある印象から湧き上がる感情を手放すことは、必ずしも楽にできるわけではありません。けれど、それだけやりがいのあることだし、意識的に集中して降参することができれば、やり遂げられることです。

　道にできた轍を、意識的に注意を払って癒し埋める。それが最深部の自己へ向かうためのエネルギー的な「ステップアップ」につながります。あなたが消費するものの中身と方法を意識的に選ぶことは、つまり、もっと充実した生き方へと変容することです。この新しい生き方は、人生のすべての経験に明晰さやさらなるエ

ネルギーをもたらし、真の自然体でいることを教え、豊かさを与えてくれます。

　ほとんどの人は、被害者意識のサムスカーラを持っています。マスコミ、同僚からのプレッシャー、仕事、食品会社、製薬会社、レストラン、祝祭日など、少し例を挙げるだけでも、これだけのものがありますが、あなたもこのどれかの犠牲になっていると感じているかもしれません。実は自分自身の持つ脆さや悲しみから逃げ回っているのかもしれません。人生の被害者である自分に浸りきっているとき、あなたは恐怖を覆い隠しています。恐怖 (FEAR) は、本物に見せかけた偽りの証拠（False Evidence Appearing Real）と言い換えることができます。つまり、あなたが恐怖を抱いている出来事は起きておらず、それはあなたの頭の中にあるだけということです。けれど恐怖に注意を払うと、結果、そこにエネルギーを注ぐことになり、自分の恐れているものが現実になります。覚えておいてください。エゴはいつも自分が正解でいたいのです。あなた次第でこの被害者意識を乗り越えることができます。エゴを捨ててください。正解でいたい欲求を手放し、今この瞬間と眼前に展開される人生を完全に受け入れてください。そうすれば、自分がどれほどに奇跡に満ちた存在か、自分で思っているよりもいかにずっと有能な人間かが、自ずと見えてくるでしょう。

　自分にとって最善のことをするのに気が進まないでいるのは、外部の状況の犠牲者で居続けるのと同じことです。これに気づいてください。この生き方は、「このまま行けば、本当は自分の中で起きていることに向き合わずに済む」と言いながら生きているようなものです。身体的に、感情的に、霊的に折り合いをつけなければならない日は確実に来ます。今ではいけないのでしょうか？　歳をとっても苦しまなくてよい道はあるのです。

　「遺伝性疾患」や「環境過敏症」などという健康問題は、一見

克服できないように思えるかもしれません。この類の制限は、簡単にエゴの輪郭を形作り、生き方を決めます。ですが、それを乗り越えて変容し、成長することは可能です。オープンな態度、意欲的な姿勢があれば、あなたの心身は癒され、調和と健やかさが手に入ります。そして多くの限界として見えていたものも克服できるのです。

科学的証拠や宣伝よりも自分の体験を信頼する

　インターネットやテレビ、雑誌、本、あるいは誰かが良いと言った、という理由だけで商品を買う、これは今や一般的なことです。マスコミは人体のどこか一つの部位だけを取り上げてこの食品やあの食品がそこに効くという科学的証拠を報じますが、ホリスティックな統合体としての人間や、一人ひとりが持つ固有の体質を考慮しないままに多くの科学的研究が実施されています。たとえば、ワインの日常消費は血圧管理に優れているという研究がいくつかあります。けれど、ワインの日常消費がもたらす有害な影響については触れられていません。ワインは抑制剤であり、肝臓に重い負担をかけ、主成分は糖分であり、中毒性があります。大抵のワイン用のブドウは、亜硫酸塩のような毒性のある化学物質を使用して育てられ、生産されています。

　自分自身の経験よりも科学研究に敬意を払う。これは分離を助長します。統計上の傾向を見る分には研究が役立つこともありますが、この数字は個人の必要性を示すものではありません。たとえ研究が人間の持つホリスティックな性質を考慮に入れたものであっても、その研究が一人ひとりの経験を反映することはありません。自身の経験よりも研究に重きをおく行為は思考を曇らせ、鬱、不満、病気を引き起こします。

　近年、スタンフォード大学の教授によって、特定のブランド製

品のマーケティングの影響が、３歳から５歳児の味覚へ出ていることが証明されました。この調査では、同じ食べ物をそれぞれブランド名入り包み紙と無地の包み紙で包み、両方を試食するように子ども達に伝えました。 実際は同じ中身であったにもかかわらず、味覚テストで負けたのはいつも必ずブランド名のない食べ物でした。ブランド戦略によって子どもたちの味の感じ方が作り変えられたのです。マーケティングが「成功」した結果、子ども達はブランドの製品に対して抑えがたい欲求を覚えながら成長します。この抑えられない欲求が食べ物への渇望となり、苦しみへと姿を変えます。子ども達の精神は、幼い時分に深く印象付けられるあまり、大人になってからも、なにをどう食べればよいかは外側の情報を頼るようになります。

　自分の要求や食べ物への反応を察知する力があっても、それを無視すればそのたびに自己と自然からの分離が大きく広がります。すると、自分を食べさせる自信がどんどん減り、やがて消えます。あなた自身が被験者の子ども達のようになるのです。

不健康な消費選択が依存につながる

　最も深いところにある自分自身と分離しているように感じているとき、自分にとって最善とは言えない食べ物や飲み物を消費する傾向が強くなります。そして、健康や幸福に背くような方法で飲食するかもしれません。自己と分離した結果、残念な消費を選んだときの頭の中の声を挙げてみました。

● 「これは体にいいはずだから食べるんだ」
● 「テレビやネットで聞いたことがあるから体にいいに違いない」
● 「大会社が作っているんだから大丈夫なはず」
● 「この製品の宣伝に出ている人が健康そうだった」

● 「健康食品店で一番売れていると言っていた」

　不健康な消費選択は、強迫衝動や依存行為を引き起こします。多様なレベルで様々な物質や行動に対して依存が生まれる可能性があります。一般的なものとしては、食べ物、カフェイン、炭酸飲料、アルコール、タバコ、可能性としてはすべての物質に対してあり得るのだから、水でさえもその対象です。

　不健康な消費選択とは、自分の気持ちをきちんと経験せずに、そこから逃げたり逆に煽り立てたりして発動する対処メカニズムのことです。食べ過ぎる、あるいは飲み過ぎることを選択したり、必要以上に物を買ったり、金銭的に分別のない買い方をしたり、エクストリームスポーツ（極限スポーツ）に参加したり、ゲームをしたり、いつも iPod を聞きながら生活をしたり、賭け事をしたり、過度に性的行為にふけったり、その他すべての過度な分離行為をしたりすること、これらすべてが不健康な選択です。

　最も深いところで感じている気持ちを食べることでごまかし、そのことで自分を罰し、強い衝動と食べ物に救済と快楽を求め、そのことでまた自分を罰する。こうして乱用と依存の周期が生まれます。慰めのため、気持ちを落ち着けるため、孤独からの救済、ご褒美のために食べ物と飲み物を利用するのは、健康を害する行為です。短期的に見ればうまくいくかもしれませんが、これは持続可能ではないし、真の喜びと平安、自由をもたらす長期的な解決にはならないのです。

苦しみよりも甘やかさを選ぶ

　衝動的な行動を取ると、あなたの体やあなたという存在すべてに、あらゆるレベルで代謝によって生じる有毒な代謝毒素 ama アーマが蓄積します。やがてエネルギーが落ちて活気がなくなり、疲労にさいなまれ、最終的には心身の病気を患います。

楽しむことと罰することを繰り返しているうちに、エゴが硬直します。細胞レベルでアーマが存在すると、Prana プラーナすなわち生命力があなたの中を巡ることはできません。「調和とバランスの発見」という章に記載されている「詰まりを取り除いて健やかさを育む瞑想」を読んで、エゴを徐々に削ぎ落とし、細胞レベルの認識力を高めましょう。「天国はエゴのない人生。地獄はエゴで動く人生」これは私が受けたトレーニングで聞いた言葉です。エゴはあなたに「これくらい大丈夫」や「これくらいならなんとかなる」と言い張るでしょう。それと同時に、不必要な激しい苦しみが育っています。

　ヨガの伝統の中で、苦しみの dukha ドゥカと甘やかさの sukha スカが説かれています。どちらも、人生のどの時点でも手に入るものです。すべての欲を満たせばそれは癖になります。癖を抑える代わりにその癖を助長するようなことをすれば、癖は抑えられない衝動になります。いったん衝動と依存の深みにはまると、ドゥカに背を向ける力が失われます。エゴはあなたを計り知れない苦しみへと引きずり込もうとしています。その一方で、あなたの真我はあなたがスカの方を向くことを辛抱強く待っています。ここであなたには選択肢があります。エゴや古いやり方から生まれる苦しみから離れ、甘やかさと命の奇跡という新しい方角に向かう選択もできるのです。そのためには態度を改めなければなりません。そして降参する、つまり霊的な意思を働かせることも必要なのです。

　降参すればもっと人生に深く入り込み、霊的な意思を働かせることができるようになるでしょう。古い気持ちを探求し、解放してください。自分を良く見せることを手放してください。不快感が沸き起こるごとに身を引いて、目撃者になって観察してください。自分の気持ち、そして人間らしさを認めるのです。自分のことについて深刻になりすぎないこと。自分を笑いとばし、いつで

も進んで初心者の気持ちでいてください。恐怖心や不安感、力不足、不完全、このような感情に自ら飛び込み、それを超越してください。

関係性

　食べることや消費に関して自分が抱えている問題の根本原因を見極めるには、あなたが関係性というものにどう向き合っているのかを観察する、という方法があります。食べることと消費、このふたつは直結しています。「関係性」という言葉は、自分自身との、あるいは他者との、もしくは自然との相互作用の動的過程の中で耳を傾け、そこに存在すること、と定義づけることもできます。これをつぶさに観察すれば、無意識とサムスカーラ、その他の外的影響のすべてが、あなたの関係性との向き合い方に何らかの影響を与えていることがわかるでしょう。

自分との関係

　自分のハイヤーセルフとの関係が欠落していると、混乱、感情からの乖離、信頼の欠如、孤独を感じます。感情が沸き起こってきたときに、感じること、それを解放して癒されることを自分に許可しないと、人生に圧倒されそうになります。

　日々の暮らしにおいて、慌てふためいたり、緊急事態と思い込んだり、逃避したり、恐怖を抱いたりすることは、すべて自己からの分離を増大させます。そして、自分や他者に害をなすような行動を容易に取ります。自分の真の姿を見失うかもしれません。私は長い年月を大企業で働いて過ごす中で、真の自分を忘れていました。ある朝目が覚めて、自分が誰だか分からなくなったのです。人生で優先したいと思っていることと全く関係のないことを

して、日々を過ごしていました。何年もの間、ただ働き過ぎて自分の真実を生きず、そうして手に入れたものは深刻な健康障害でした。自分の意見がたくさんありましたが、自分がどう感じているかを分かっていませんでした。お金を稼ぎ続けて「成功」するために、ただ現状に従い、自分の感じる気持ちは気にもとめませんでした。次の休暇までなんとか自分を持たせ、不満をごまかしていました。私にあったはずの人としての真の力がすっかり失われていたのです。

他人との関係

　もしかしたら、あなたは自分が本来どう自分自身や他人と関わっているかに気づいていないかもしれません。厄介ごとが起きたとき、それは人間関係からくる問題ではありませんか？

　あえて意識的に自分や他人を傷つけるような行動はしないでしょう。けれど、無意識は蓄積します。そのためエゴが増長し、その結果、恐怖心を隠す対処メカニズムが発動します。対処メカニズムとは、困難な状況に対処しようとするときの、正常に機能しない思考や行動パターンのことです。共依存も対処メカニズムの一つで、その人が自分でしなければならないことをあなたが代わりにしてあげることで、まやかしの支配欲や承認欲求を満たす行為です。世話型依存は無意識に苦痛を引き起こし、相手が自分の人生に責任を持つのを邪魔立てします。親が世話したがっているからという理由で、健康的な成人した子どもがいつまでも親元で暮らしていたら、この子どもはいつまでたっても自分に自信を持つことができません。ペパローニとマッシュルームのピザで具合を悪くする妻が、妻に自分と同じものを食べさせようとする夫に対して怒りを覚えるとしたら、これは関わるすべての人にとって有害なことです。

　持っているものを失うという内に秘めた恐怖心、あるいは望むものが手に入らない恐怖心が、このような言動に駆り立てています。恐怖は心の産物に過ぎません。適した実践によって、無意識のパターンに戻るのを止めることが可能です。誤った認識を真実に変えることはできません。最終的には、分離を癒すかひどく苦しむか、このどちらかを選ぶしかありません。

自然との関係

　もう一度自分との結びつきを築くためには、自然の中で意識的な時間を過ごすことも一つの方法です。けれど、慣れていなければ簡単にはいかないでしょう。あなたと自然は、どのような関係を持っていますか？　自然の中に飛び込まずに、外から自然を眺めていますか？　自然の中にいるときに、自分が自然とは別の存在だと感じますか？　この分離が動物や植物、天気への恐怖心を煽り立てているのです。

　本を開いたときやテレビ、映画を観たときでしか、自然を感じていないかもしれません。それはそれで楽しそうに思えるかもしれませんが、これは空想を膨らますのと同じで行為で、ますますあなたは分離します。過労、テレビや映画鑑賞、長時間のパソコンの使用、ペースの速い生活、これらすべてが現実からの分離の片棒を担いでいるのです。幻影が育ち、真の自己認識が弱まり、ついには巨大な空虚感や痛みに襲われるのです。内面の痛みから逃れるのに必死の人生になります。

　私はかつて、北カリフォルニアにあるシエラ山脈の山麓の街で暮らしていたことがあります。そこは素晴らしい気候の美しい場所でした。私は周囲の自然を敬っているつもりでいました。けれど、仕事は長時間にわたり、外で過ごすことはめったになく、頭の中で自分の過労を「この辺りで暮らしていくには仕方のない必

要なことなんだ」と正当化していました。やがて、自然に囲まれていると思っていたのはただの幻影だったことに気づき、惨めになりました。私は大きな分離を感じていました。もう一度自然と、そして自分自身と結びつくための第一歩を踏み出した時は妙な居心地の悪さがありましたが、ひとたび足を踏み出せば、その次の一歩からは徐々に楽になりました。

神との関係

　現代の文化では、区分化された生き方が奨励されています。人は、その時誰が側にいるか、あるいは自分がどこにいるかで振る舞い方を変えます。これが、自分の真実に逆らった振る舞いである場合、あなたは生き方を区切っていることになります。人生を区分化すると衝突を避けることはできるかもしれませんが、充実した人生を生きる上では役に立ちません。人生の中で時には違う顔を演じることがあり、それをしてはいけないと言っているのではありません。意識的に自分の人生を選んでいるか、それとも、自分が何かの犠牲になっているか、あるいは自分を不十分だと感じているかを単純に自らに問いかけてください。自分の真実と一致しない生き方をしていませんか？　これは、あなたの内にある神聖なあなた自身、すなわち神からの分離を大きくする生き方です。

　あなたは、自分との結びつきを感じることができる、何か決まった霊的な精神の行をすでに行っているかもしれませんね。それとも教会に行って、あるいは儀式を執り行って、神を感じているかもしれません。あなたは霊的な原則を生活のすべてに取り入れていますか？　たとえば車の修理をするとき、ローンの支払いをするときはどうですか？　所得税、仕事、日々の家事はどうですか？　自分の一挙手一投足にこの結びつきをもたらすには、なにをどうすれば良いのでしょうか？

　その手掛かりとなる精神的手法や資料は数多くありますが、近頃では選択肢の数があまりにも増え過ぎているのではないでしょうか。情報過多は、気が散らされて、暮らしも浅くなるだけです。私たちは教育制度によって、知性を満足させ、その知性を使えば成功できると叩き込まれてきました。しかし、この分野においては、知性に頼ることは減らした方が成功します。

　知性を使うなと言っているのではありません。むしろその反対で、知性を道具として強化してください。知性にあなたを支配させてはいけません。知性ではなく、内側の叡智である直感力、つまり高次の知性に従いましょう。この本の後半で、いくつかのシンプルな道具を紹介します。それらを使い、集中して内側に深く潜り込んでください。修練を重ね、実りを得てください。

　多ければ多いほど良いだろうと道具の数や修行を増やしても、あなたの成長が希薄になるだけです。低次の知性はデータ収集に関心があり、情報をたくさん集めてエゴを喜ばせようとするでしょう。現代の文化では、霊的な法則や儀式も含め、外的な刺激に没頭することが普及しています。見栄えを良くし、かつ正しく実践することが優先されています。これはあなたの真実ではないかもしれないし、あなたの一番深い部分には触れないかもしれません。新しい過程、方法、儀式などは、一見良さそうだし、最初はそれに救ってもらえるように思うかもしれません。でも、結局はあなたをいつもと同じ状況で、同じ結果に導くのみです。

　多くの精神修養の伝統で語り継がれている、とある男性の話があります。井戸を掘るのに最適の場所を探し続ける男性の話です。彼は人から聞いた話や自分の周りの情報を頼りにして、自分の直感を使おうとしません。彼は浅い穴をたくさん掘った挙句、最後まで水の出る井戸を掘りあてることはできませんでした。そして気づいたのです。最初に選んだ場所で掘り続けていれば、きっともう今頃は水が出ていたのだろう、と。自分のやり方を、ひと

つ選んでください。先生や指導者に、正しくできているかどうか
を定期的に見てもらいながら、自分の経験を観察し、同じ実践を
続けてください。水のあふれる井戸が、自分の内に見つかるでしょ
う。自分の答えを見つけるために、いつも内側を見つめ続けてく
ださい。答えはすべてそこにあります。

インナーチャイルドとの関係

　皆と同じように、私自身にも喜ばしいものも喜ばしくないもの
も含め、食べ物にまつわる子ども時代の思い出があります。私が
成長過程で食べていたものは数も限られていて、さほど興味深い
ものでもありませんでした。私の食生活の主要な部分を占めてい
た、パック詰めされたお肉は好きではありませんでした。食べた
後で気分が悪くなっていたのです。私は様々な食品を食べては気
分が悪くなり、体もだるくなりましたが、その時は理由が分かり
ませんでした。今ならこれらの食べ物は過度に加工してあり、私
の消化機能が弱かったことがわかります。これらのほとんどには、
そもそも人間の体が処理する予定ではなかった化学物質が含まれ
ていたのです。家族には「好き嫌いが多すぎる」「気にしすぎだ」
などと非難されていました。私にとっては、人生のすべてにおい
て、内側も外側も含め、消化をするということは困難でした。私
が軽く火を通した新鮮な野菜を食べるようになったのは、実に
20代になってからのことでした。

　食べることと消費は、自分の中にある、錯乱して恐怖に打ちひ
しがれ怒りを抱えている「子ども」の部分を喜ばせようとしての
行為であることが往々にしてあります。自分の内にある子どもの
部分を喜ばせようとすることが、食べ過ぎ、食事量が足りない、
一日に食べる頻度が多すぎる、などの状況を誘発しているのかも
しれません。自分の身に覚えがあるなら、消費の前、その最中、

あるいはその後で、自分がどんな言葉をどんな風に発するか、あるいはつぶやくかを観察してみてください。多くの場合、それは赤ちゃん言葉や幼児語です。あなたの行動がどこから来るものなのか、それはあなたの口調や姿勢がはっきりと示しています。身に覚えがある気がするものの確信が持てない、というなら、信頼出来る友人に訊いてみてください。果たして自分が、時として赤ちゃん口調や子どものような声で話していないかどうか。このような振る舞いに向き合うのは勇気がいりますが、その効果は絶大です。友人とこの会話を交わすことで、2人の親密さも一段階増すかもしれません。

　簡潔に明快に、自分のインナーチャイルド、つまり自分の子どもの部分と日々つながることは、あなたが成熟した大人として生きる上で役立ちます。自分の中で感情的に未熟な部分が選んだことをするのではなく、自分の本質とつながり、自分にとって最善となることをする手助けをしてくれるのです。この方向へ進むための歩みはシンプルです。

　最初に、現実を見つめて現状を把握します。そして、優しく思いやりのある会話をインナーチャイルドと交わし、祈りを捧げ、体のケアを丁寧にすること。これがあなたの暮らしのあらゆる側面のバランスと調和を育みます。インナーチャイルドとの関係を深めるには、インナーチャイルドに向かって話しかけるか、インナーチャイルド宛の手紙を書くと良いでしょう。万事が順調であるということと、なにか決断を下すときはあなたのことを考えるよ、ということをその子に知らせてあげてください。そうすることで、インナーチャイルドはあなたを信頼し始めます。このような道のりを歩くのは、最初は居心地悪く感じたり、ばかばかしく感じたりするかもしれません。自分の中の子どもの部分が動揺しているのに気づいたら、その子に耳を傾けその子を支え、その子を愛することを念じてください。それだけでも違いが生まれます。

自分の真実が感じられるまで、しばらくの間は、あたかも自分が
優しく愛溢れる存在であるかのような振りをしなければならない
かもしれません。

地域社会との関係

　食べ物は、あなた自身と他とをつなぐ、素晴らしい手段ともな
り得ます。人が集まるような伝統的な行事の場は、大抵食べ物と
飲み物を伴います。人が集まり食べ物を分け合うのは自然なこと
です。これによって受ける影響に気づけるようになりましょう。
あなたが口にする食べ物には、意識への多大な影響力があるのだ
と自覚しましょう。地域社会における自分のあり方にとって、自
分と他を認識する力はなくてはならない構成要素です。

　現代は、食べ物と飲み物で人同士を結びつけることにますます
力が入っていますが、これは妄想です。社交的な催し事にそれらし
さを添えるために「ランチをする」と言ってみたり、流行りの食べ
物を提供したりするのですが、そういうものがなにもなければ空虚
な集まりにすぎません。自己からの分離や他人との親密さの欠如は、
飲んだり食べたりしたからといって解決できないのです。

　家族の団欒、といえば満面の笑みと共に家族の夕食の光景を画
面に映し出すのが、マスメディアの伝統芸です。私の家族はほぼ
毎晩、そろって夕食の席に着いて、「完璧」な家族になろうとし
ました。けれど、味わうのは緊張ばかり。実に高圧的な場でした。
そろって夕食をとるということは、本来親密さが根っこにあるは
ずのことなのに、残念ながら、夕食の席は、時として対立や怒り
や孤独、解消できない気持ちの場になります。

　健康や健やかさのことを考えず、楽しみを提供するために食べ
物を利用している集まりは沢山あります。食前の話題は、今から
食べる食べ物やその値段、食材について、そして調理するのがど

れだけ大変だったか、あるいは食べたら太ってしまうなどについてで、食事中は、今食べているものが美味しいということと、つい食べ過ぎてしまうということについて、そして食後には、食べ過ぎてしまった、あるいはお腹がいっぱいだ、ということについて話します。人同士の親密さがあったとしてもほんの少ししです。機械的に無意識の状態で欲求を満たしても、あなたという存在の深いところでは満足しません。食べ過ぎの影響が通り過ぎたら、あらゆるレベルの虚しさでいっぱいになり、無性に食べたくてたまらない衝動と欲求のための余白だけが残ります。

結婚式や誕生日、祝祭日の行事などはすべて、食べ物と飲み物が関わっています。これを通して人同士の絆が深まることもあります。他人や自然とつながりたい欲求があることを自分の深いところから実感してください。『The Living Bread』の中でトマス・マートンが、「誰かと一緒に食べるという行為は、祝宴や祭事を別にすれば、そもそもは友情と親交の証のはずです。現代では、日々のほんの些細な当たり前の行為でさえも本質的には深い霊的な意味がある、ということが忘れ去られています」と語っています。

食べる行為が無意識になると、他人と、そして自身のハイヤーセルフと結びつく可能性が低くなります。さらには鬱、消化不良、食べ過ぎをも招きます。

意識的に、自分自身とつながり、摂取している食べ物飲み物のプラーナともつながることができれば、あなたは人生のさらなる奥深さを経験し始めるでしょう。

思い込みを探る

サムスカーラ、メディアの影響、あなたの意識レベル、そして関係にどう取り組むか、これらすべては、あなたが自分のハイヤーセルフや他人とどう関わり合うかを左右する複数の思い込み、と

いう形に集約されます。思い込みの中には認識できているものもあるかも知れませんが、潜在意識レベルや無意識レベルではしっかりと気づけていないものもあるかも知れません。あなたの振る舞いが、意識から生まれたものではなく思い込みによるものだったら、自分や他人を信頼し、正直でいることが、不可能とは言わないまでも、大変困難になるでしょう。この場合、人生に向き合う中で大きな否定が立ちはだかります。大抵の場合、必要以上に欲張り、そしてそんな自分の行動には気づいていません。ひどく痛みを伴うなにかが起きるまで、この分離した状態が続きます。

　多くの場合は、痛い目を見て初めて、自分の行動の大元になった思い込みについて検証し、意識的に選択をする過程を開始させることができます。自己との分離が無意識や身勝手で自己中心的な振る舞いを引き起こすのです。これらは、大体が自分や自分を取り巻く世界を間違った認識で受け止めた結果の思い込みです。このような間違った認識の例は次の通りです。

●なにかしていなければ自分には価値がない
●自分はどうでもいい存在だ
●自分は独特だ
●自分は他の人たちとは違う、または別の存在だ
●あの人たちはどうかしている
●自分はどうかしている
●みんな自分のことなんかどうでもいいんだ
●自分には他に選択肢がない
●どうでもいい
●頑張ったのだから自分はこれに値する
●ことを起こさなければならない
●答えを出さなければならない
●みんなこうしている

　自分の思い込みを書き出して、そのリストを信頼できる人と一緒に見直してみてください。その中でどれが真実でどれが真実ではないかを検証してみるのです。真実をはっきりと理解できることが知恵の基礎です。知ることとは、すなわち真実の確認をすることです。真実に根ざさない思い込みは、心が見せる歪んだ認識です。歪んだ認識があなたの人生に大げさな影響を与え続けているのです。

　この体の中の存在、あるいは魂としての自分とは誰なのか、と自らに問いかけてください。あなたにどんな思い込みがあろうが構いません。体という贈り物に感謝し、多大な敬意を払ってください。多くの人が自分の体に否定的な態度を取っています。それが食べ物だけでなく、人生の消化も妨げています。「かわいそうな私。どうしてこんな目にあうのだろう」あるいは「私の問題を誰も理解してくれない。私は人と違う」というこの二つは、食べ物と消費にまつわるよくある思考形態です。

　古いアイデンティティーを捨てる気はありますか？　今までそのアイデンティティーに費やしてきた手間暇も捨てられますか？　他人からの注目を集めていますか？　または自分と他人を切り離していますか？　依存心を刺激していますか、それとも自分のことを「特別視」していますか？　自分の食べ方と食べ物との関係についてどう感じているかを書き出してみてください。そこが今のスタート地点です。自分のスタート地点を受け入れてください。それなくしては、永続する本物の変化などありえないのです。

　「人は自分が気づくことを信じ、信じるものに自分がなる」ということわざを考えてみましょう。自分の体を受け入れる態度でいることが、人生の奇跡と美しさを呼び、あなたが食べる食物の生命力を招き入れます。食べ物が体や感情、霊性に滋養を与えるのです。

　現代の文化では、体も食べることも機械的に捉えることに傾倒

しています。商業化が進み、個人の自己認識、自然とのつながり、そして神聖な存在との結びつきがおぼろげになっています。体は言うことを聞くと信じ、期待通りにならないときには、失望や怒り、絶望という形で応じます。このような姿勢を変えるために、内側に入って、本書後半にあるシンプルな道具を使えるようになりましょう。あなたはもっと愛溢れ育み慈しむ人になれるのです。自分にもっと思いやりを持つことで、他人に気配りができるようになります。手始めに使えるシンプルな道具を紹介しましょう。

　最初に一息つきます。体に関する願いを箇条書きに書き出してください。次に、それらの願いについて自分が期待していることを書き出してください。そして、自分の体についての今の思い込みを書き出してください。できる限り正直になってください。この二つのリストは他人に見せるものではありません。あなたのためのリストです。

　あなたの思い込みがあなたの創造するものを左右します。あなたの思い込みは、あなたの願いと一緒になって、あなたの現実を作ります。期待と願いへの執着が、苦しみをもたらすのです。自制心、実践、執着しないこと、それらが変化をもたらします。

　自ら進んで期待を手放し、自分の体を今のそのままで受け入れてください。自然と共に取り組み、今回の人生の贈り物である自分の体を認めてください。さあ、今、大きな可能性が広がりました。自分の一番奥深くにある真実に向けて心を開くとき、体での感じ方に驚くような変容が見られるでしょう。

　大抵の人が、人生のどこかで消費に影響を及ぼすような負の経験をしています。暴力、支配、怒り、不安の経験は、食事のパターンをひどく乱すことがあります。自分の受け継ぐ文化や伝統の犠牲になっていると感じるかもしれません。「こう育てられたから」という理由で決まったやり方を通すなら、それは無意識の道です。

　負にあなたをこれ以上支配させないことは可能です。消費にま

つわる意識を高めれば、あなたにとっての真実に沿う育児や文化だけを自分のものとして、それ以外は手放すという選択ができます。自分の思い込みの探求を変化の皮切りにすることも可能です。負のものを意欲的に手放してください。そうすればあなたの持つ負は小さくなり、やがて消え去ります。自分の中に、手放したがらない自分がいることを認めてください。自分に正直になり、準備ができたら手放すのです。そうすれば必ず変化が起こります。

　問題だと思う自分の振舞いを書き出しましょう。その一つひとつを思いながら、「自分を駆り立ててこのような振舞いをさせるのはどの思い込みのせい？　この思い込みを持つようになったのは、人生のどこでどんな選択をしたから？」と自分に問いかけください。思い込みの中には受け継がれた伝統や育ち方から来るものもあるかもしれませんが、自分で作り出した思い込みもあります。

真実ではない可能性のある思い込みの例
●朝はコーヒーか紅茶を飲まないと始まらない
●お祝いにケーキとアイスクリームがなければ台無しだ
●白砂糖の入っていないスイーツはスイーツじゃない
●サンドイッチにはポテトチップスが付き物だ
●暑いときは塩をしっかりと摂らないといけない
●魚は動物(肉)じゃない
●野菜を食べるとガスが溜まる
●緑茶は誰にとっても体に良いもので、赤ちゃんにも良い
●自分のアレルギーは環境のせいで、食べ物は関係ない
●毎日ワインを飲むのは体に良い
●肉や大量のタンパク質を摂らないと強くなれない
●大豆製品は男性を女性らしくする
●食事と一緒に冷たいミルクを大きなグラスに一杯飲むのは健康的で体に良い

●炭水化物は体に悪い

●脂肪は体に悪く、食事は無脂肪に限る

●食べた物と体臭や口臭は全く関係がない

●きちんとした食事の代わりにビタミン剤を摂ればよい

●ニンニクは体に良いので沢山食べる方が効果がある

●サラダの代わりに揚げ物を食べるなんて自分は「駄目な人間」だ

●チャイは元気になるし、カフェインは少ししか入っていない

　では、思い込みを変えたいかどうかを自分に尋ねてください。変えたいと思うなら、古い思い込みの横に自分の望む新しいやり方を書き加えましょう。そして、その新しいやり方に専念し、その結果の行動を観察します。つまり、新しい可能性に心を開いておかなければならないということです。

　自分の書き出したリスト全体を見てみてください。似ているものはひとまとめにしましょう。自分の人生の中で、どこに古い思い込みが原因で同じことを繰り返すパターンがあるかを見るのです。この思い込みは恐怖にまつわるものかもしれないし、支配や忌避やその他の様々な要因に関連しているかもしれません。たとえば、「ちゃんとできたから」体重が減った、あるいは「ちゃんとできていなかったから」増えた、という思い込みがあります。これは、やったことが報われるか否かという心理構造です。「ちゃんとできた」か「できなかった」か、それ次第で自分という人間がどういうものかを決めているのです。この思い込みには、永遠の魂としての自分の真の姿への思いが欠けています。

　お祝い事や行事では食べ過ぎが当たり前である、という思い込みを考えてみましょう。あなたの人生にもたらされた素晴らしい食べ物と愛をシンプルにありがたく思いながらお祝い事に向き合うとどうなるでしょうか？　自分にとっても、家族やゲストにとっても一番ためになり、かつ素敵で美味しい食事をお祝いのた

めにあなたが用意することもできます。「そうすることになっている」から、とその行事に特有の食べ物を食べ過ぎたりせず、すべてのものに、そしてすべての人にただ感謝の意を表してください。感謝を抱き、そこにプラーナに満ちた食べ物があり、心を尽くした盛り付けがなされ、意識的な食べ方をすれば、どのような食事もごちそうになるのです。

　体が何を必要としているかに合わせて食べ物を選んでください。舌の欲求に合わせてはいけません。たとえば、リスト上で新しいやり方を書き出すときに、自分にとって一番ためになる野菜や果物を選べば、そこから自分自身との結びつきを支えることができます。このやり方は、ちゃんとできる、できない、ということとは全く関係がありません。実際の経験に応えているだけです。頑なな食べ方をせず、自分の経験を支えるような食べ方を身につけてください。これがサムスカーラの解消につながります。そしてその変化があなたの人生のすべての面に染み渡って行きます。食べた物が体にどう影響するかを感じとり、自分の選択を確認し支えてください。自分の食べ方にひっきりなしに疑問を感じていたら、あなたの注意力とエネルギーがそこら中に飛び散り、あなたを消耗させます。過程を評価することは、大事なことなのです。

　この変化の過程の中では、手順がもう一つあります。好き嫌いを和らげるのです。暮らし方の可能性の幅が見えてくるかもしれません。強い好き嫌いは思い込みや過去に刷り込まれた印象から派生します。このふたつはエゴの道具です。強い好き嫌いの下に潜むサムスカーラを見極めてください。その先に進み、癒すために、サムスカーラを自覚してください。新しい態度に集中して取り組むのです。そうすれば好き嫌いが和らぎ始めます。食べ物や持ち物すべてに対して、心の中立を保ち、執着しないでください。中立が保てず執着が手放せないなら、もしそうなれたらどうだろう？と自分に問いかけてください。次に、まるで本当に中立な気

持ちで執着せずに接することができるかのように振舞ってください。そしてどうなるかを観察してください。

　すべてが順調であることを知っているのだという姿勢を育んで下さい。人生のすべてにおいて豊かさがあることを実感してください。強い好き嫌いは、未知のものへの恐怖、足りないことへの恐怖、望むものが手に入らないことへの恐怖に根ざしています。自己としっかり結びつけば、そのときはもう好き嫌いを基準にして何かを貯め込んだり押しのけたりすることも必要ありません。

　食べ物、あなた自身、そして他人との関係は、時間の経過と共にもっと楽に流動し、やがて深まります。一呼吸置くことを覚え、自分の感情や行いの裁判官になるのではなく、目撃者でいられるようになりましょう。自分の心の目撃者、観察者となってください。ユーモアのセンスを保ち続けましょう。

　心とは、魂へ経験と解放をもたらすための、単なる道具です。気づきは心を通してなされるもの。自ら進んで自分のことをくすくすと笑ってください。人間であることを楽しむのです。なぜ自分であることを楽しまないのでしょうか？　この質問に対しての答えを考えてみてください。その答えに至る原因となった思い込みを探求してみてください。その思い込みのいくつかを変えようと、決意するかもしれません。

　心の働きの中には、人生を楽しむのを邪魔立てするものがあります。あなたの心は、感情に反応するようあなたに迫ることもあるでしょう。思い出してください。あなたに、ある感情が湧いたからといって、その感情に乗っ取られて振る舞う必要はありません。そしてその感情自体が間違っていることも珍しいことではありません。そして、あなたが感情そのものであるということではありません。その感情を飲み込めば、あなたはその感情と共に生きていかなければなりません。手放してください。そうすればエネルギーが動いて霧散します。

　食べ過ぎや太り過ぎ、不完全である自分に対する恐怖を手放しましょう。食べた後の感じ方を、口にするものを選ぶことにつなげられるようになってください。これは、感情を成熟させて意識を高める上での大きな一歩です。そのために必要なことは次の通りです。

●現実に直面すること、すなわち認識
●実践
●冒険と創造の姿勢
●子どもや動物が自然にするように、あなたの感覚と世界を融合
●遊び心のあるやり方で熱意を持って取り組む

　意識的に感覚を働かせて体の反応に耳を傾けられるようになること、それが幸福への道です。良い悪いで判断しない観察者となって自分を見つめ、自らを苦しみから解き放つのです。中立的な目で観察ができることが自分の真実を見出す鍵です。人生に起きている出来事の全体像を見る上では、観察したことを書き出すのも一つの有効なやり方です。中立の目で観察する手がかりとして、付録Bの「健康日誌」を使ってください。
　食べ物や消費という分野でこの勇気のいる道を歩み始めるということは、霊的な成長へ向かう扉を何枚も開ける可能性があるということです。日記をつけ、今この瞬間を肯定し、呼吸法を行い、祈りを捧げ、瞑想をすることによって明晰さがもたらされ、自分の態度も調整されていきます。食べ物の準備と飲んだり食べたりすることへの祈りと献身、まずはそこからシンプルに始めましょう。本書の後半に私からの提案事項が載っています。

食べ物との
新しい関わり方

アーユルヴェーダの原理原則

アーユルヴェーダとは、明晰さと深淵をもたらす、自然を基軸とした有機的な暮らし方のことです。現代の生き方とは基準が大きく異なるため、自分のものにするためには小さな一歩を積み重ねるのが一番良いやり方です。

アーユルヴェーダでは、宇宙全体は「地、水、火、風、空」の五大元素で構成されると見ています（訳注：英語では「風」は air と表記され「空気」として考えられています。動きを伴った時に初めて「風」となります。対して「空（くう）」は ether「エーテル」つまり目に見えないエネルギーを表します）。これらの元素が組み合わさって dosha ドーシャとなり、このドーシャがすべての物や人の基本機能を表します。ドーシャは vata ヴァータ、pitta ピッタ、kapha カパの全部で三つです。一人ひとりの体質は、この三つのドーシャという組織する力で構成されています。つまり、あなたは前述の五大元素から成り、これらの元素を通して宇宙とつながっています。

食べる物には六つの味が入っているのが理想的です。これらの味には、「軽と重」あるいは「荒と滑」のような20種類の性質が含まれています。元素はこれらの性質を通して味とつながり、味

がドーシャに結びつきます。このつながりが、自分の食べた物とその食べ方がいかに自分の健やかな幸福感に影響するかを教えてくれます。六つの味については「アーユルヴェーダ食材分類」でさらに詳しく述べています。

アーユルヴェーダでは、あなたが受胎した瞬間と出産時に存在したエネルギーがあなたの本来の prakruti プラクリティすなわちあなた独自の体質を作るとされています。すでに述べたように、自然の五大元素（地、火、水、風、空）が集まって、ドーシャが形成されます。これら三つのドーシャが他に類を見ない形で組み合わさってできたのが、あなたのプラクリティです。誰もが三つのドーシャすべてを己の内に合わせ持っています。

どう自分を管理するか、どう取り扱うか次第では、どのタイミングでも人生のバランスを乱す可能性があります。つまり、あなたの内にあるヴァータ、ピッタ、カパのエネルギーのバランスが乱れる、ということです。このバランスの崩れた状態を vikruti ヴィクリティと呼び、現在の状態を意味します。ヴィクリティがあまりにも長く続くとそれが自分のプラクリティのように思えてきます。つまり、バランスの崩れた状態こそが自分の自然体なのだと勘違いするようになるのです。

次の情報は、各ドーシャについてです。どうすれば一番良い形で自分の体質のバランスを整えることができるかを理解する手がかりとしてください。

ヴァータは主に風と空の元素、そして動のエネルギーと関わりがあります。ヴァータは呼吸、筋肉の動き、心臓の鼓動、細胞の活動を管理します。軽、乾、冷、荒、微、動がヴァータの特徴です。ヴァータのバランスが乱れているときは、恐怖や不安を覚えたり、ぴくぴくと動いたりするかもしれません。バランスが整っているときのヴァータは創造性に富んでしなやかです。

ピッタは主に火と水の元素、そして消化と変容のエネルギーと

関わりがあります。ピッタは体温、消化、吸収、同化、代謝を管理します。熱、鋭、軽、油、液、動がピッタの特徴です。ピッタのバランスが崩れると、怒り、嫉妬、炎症、憎悪を経験するかもしれません。バランスが整っているときのピッタは、知性と理解力を兼ね備え、物事をあっさりと明らかにすることができます。

　カパは主に地と水の元素、そして潤滑のエネルギーに関わりがあります。カパは体内の水分補給を管理し、関節をなめらかにして肌をしっとりと保ち、免疫系を支えます。重、遅、油、液、冷、濃、柔、滑、粘がカパの特徴です。カパのバランスが乱れると、欲、執着、溜め込み、詰まりを経験するかもしれません。バランスが取れているときのカパは穏やかで愛に溢れ、寛大です。

　もう一つ、体のバランスを手に入れるのに欠かせない要素があります。それは、あなたの内に燃え盛る agni アグニ、つまり消化の火です。飲み食いしたものを消化、吸収、分配、排泄するのに必要なエネルギーがアグニです。アグニは酵素や消化の代謝過程も含んでいます。あなたの代謝はあなたのアグニの状態の結果なのです。

　アグニを刺激するのも減らすのも、あなたがなにをどう食べるか次第です。消化の火が弱いときは、食べ物を心身に有用ななにかに形を変えるエネルギーが足りません。アグニが弱まっているときの体の兆候は、ガスや、げっぷ、消化が遅い、汗を全くもしくはほとんどかかない、朝寝起きが悪い、便秘です。げっぷはアグニが強すぎるときの兆候にも含まれますが、消化管の上の方で焼ける感覚を覚えるのがより一般的です。過度なアグニを表す他の症状としては、下痢、過敏症、過度のおしゃべりがあげられます。

　体の各器官の状態、消化、明晰さ、健やかな精神、気分全般はすべてアグニで決まります。アグニのバランスが整っていると、食べ物は消化を通して変容し、細胞意識、体意識へと送り込まれます。アグニのバランスが乱れている時は、食べ物は変容して毒

素となります。毒素の蓄積が病気という結果を呼ぶのです。

　自分の体質を理解するようになると、あなたは解放され、自分独自の必要性を認めてそれに応え始めます。あなた固有の体質には身体的、精神的、感情的特徴があります。心と体と魂に取り組むというこのやり方が、バランス、調和、心の平安へとつながり、もっと素晴らしい健康と健やかさを呼び寄せるのです。自分の体質を診断するには、経験あるアーユルヴェーダの専門家の助けを借りるのが理想的ですが、後に記載しているドーシャ診断クイズで自分の体質を査定後に、バランスを目指した変化を起こし始めるのも良いでしょう。

あなたの体質は？（ドーシャ診断クイズ）

　次の質問表を二部コピーしましょう。一つ目のコピーにはあなたの人生全体を考えて見られる特徴の隣にチェックマークをつけてください。二つ目は、過去２ヶ月から現在までででどう感じているかを基準に質問に答えてください。一つ目はあなたのプラクリティ、受胎時のあなた独自の特徴を表し、二つ目はあなたのヴィクリティ、現在の状況を表します。一つ目と二つ目が同じである可能性もあります。

　ヴァータ、ピッタ、カパ、それぞれのドーシャの下にチェックした数を記入してください。大抵の場合はどれか一つのドーシャが優勢ですが、二つのドーシャのチェック数が同じという可能性もあります。三つのドーシャすべてのチェック数が同じだという人も少数ですが存在します。次に、合計数からそれぞれの比率を割り出してください。たとえば、V15、P10、K5であれば、V3、P2、K1となります。

ドーシャ診断クイズ

特徴	ヴァータ (V)	ピッタ (P)	カパ (K)
体格	細身	中肉中背	大柄
体重	軽め	普通	重い
髪	乾燥、茶髪、黒髪、傷みやすい、細い、もつれやすい、巻毛	直毛、べたつく、金髪、白髪、赤毛、薄毛、くせ毛	髪の量が多い、べたつく、艶がある、その他の色
肌	乾燥肌、皮膚が薄い、冷たい、色黒	油分が多い、なめらか、温かい、ピンクがかっている	皮膚が厚い、冷たい、青白い
爪	乾燥、もろい、割れやすい	弾力がある、ピンク色、健康的	分厚い、なめらか、油分が多い
目	小さい、よく動く、ドライアイ、くぼんでいる、黒色、茶色	鋭い、明るい、光に敏感、灰色、緑色、うすい青色	大きい、穏やか、愛らしい、茶色、青色
鼻	左右非対称	高い、先が尖っている	低い、丸い
唇	乾燥、ひび割れやすい、黒っぽい、または茶色みがかっている	炎症をおこしやすい、赤い、黄みを帯びている	なめらか、油分が多い、白っぽい
歯	大きい、出っ歯、歯茎が痩せている	中くらいの大きさ、歯茎が敏感	白い、歯茎が丈夫
顎	細い、尖っている	普通、先が細くなっている	丸みを帯びている、二重あご
頬	こけている、シワが多い	なめらか、平ら	丸い、ふっくらしてる
首	長い、細い	普通	太い
胸	へこんでいる、平坦	普通	丸い、大きい
腹	平坦、へこんでいる	普通	大きい、太鼓腹
腰	細い、薄い	普通	がっしり、どっしり

特徴	ヴァータ (V)	ピッタ (P)	カパ (K)
関節	冷たい、よく鳴る	普通	大きい、滑か
食欲	不規則	強い	ゆっくり、安定している
消化	不規則、ガスが多い	速い、燃焼しやすい	長引く、粘液が出る
好みの味 (健康的な時)	甘味、酸味、塩味	甘味、苦味、渋味	苦味、辛味、渋味
喉の渇き	ムラがある	よく渇く	あまり乾かない
排泄	便秘	便が緩い	遅い、油分が多い
性欲	強い、安定している	波がある	程よくある
身体活動	非常に活発	普通	いつも座っている
精神活動	速い、絶え間ない	普通	ゆっくり、鈍い
感情	恐怖、不安定、柔軟	怒り、嫉妬、決意が固い	執着、欲深、穏やか
信念	波がある、変わりやすい	強い、極端	深い、一貫している、穏やか
金銭面	取るに足らないものに費やす	贅沢品に費やす	貯蓄する
知力	頭の回転が早い、間違っている場合もある	正確に反応する	ゆっくり、正確
記憶力	直近のことをよく覚えている、時間が経つと忘れる	鮮明に覚えている	遅い、記憶したことは忘れない
睡眠	不規則、不眠	短時間、ぐっすり眠る	深い、長時間眠る
話し方	早口、不明瞭	鋭い、よく通る声	ゆっくり、単調

チェックした数のドーシャ別合計

ヴァータ ☐　　ピッタ ☐　　カパ ☐

一番数字の大きいドーシャを最初に、小さなドーシャを最後に並べてください。ここから自分の優勢ドーシャを確定します。自分の特徴について親しい友人や家族に尋ねてみるのも面白いでしょう。これをすると、他人がそれぞれの人生であなたをどのように感じているかが鮮明に見えてきます。特に、あなたが自分ではこうだと思っていたことと合致しないときに、大きな発見があるでしょう。

　ドーシャとあなたの心身との関係を学んで、バランスと調和の取れた人生を創造してください。そうすることで、自然にあなたとあなたが消費するものとの、そしてありとあらゆる面で自然との関係が高められていきます。

　最初は複雑に思えるかもしれませんが、実践を重ねればどんどん簡単になります。自分のこと、そしてこの世界で生きることをこうした観点で見てみると、それは今現在のあなたの目に映っているものとは全くの別物になるかもしれません。すべてを考慮するのは手に負えないと感じたら、徐々に活用する道具を選び、それを使って人生で最高の結果を創出してください。これによって、一つの生き方としてのアーユルヴェーダをあなたがもっと学びたくなることを願っています。

意識的な消費

　きっとあなたは本気で人生に新しい深淵をもたらしたい、飲食にまつわる無意識と執着を乗り越えてその先に進みたいと願っているのでしょう。まずは、変化は過程であるということを認めてください。自分の行きたい方へ向かって、一歩ずつ歩みを進めるのです。

　出来栄えを重視することや、すべてを一度にやらねばならないなどと感じることを手放してください。完璧主義を手放す、それがあなたのエゴを弱めます。

　人生のすべての側面において、あなたの行動に意識をもたらしてください。特に自分の体に何を取り込んで何を身につけるのかを知覚してください。食べ物についてや食べ物との関係を意識することは、他人を喜ばせるためでもなく、見た目を良くするためでもなく、「正しいことをする」ためでもなく、自分にとって最もためになる食べ物を選ぶ機会を作ることです。

　あなたの心と体は、この人生におけるあなたの道具です。心があなたを表すのではありません。体があなたを表すのでもありません。思考があなたという存在そのものでもないのです。あなたの態度と選択が、あなたの心の状態を表します。つまり、あらゆるレベルであなたが食べて消費するものが、あなたの心の動きに影響を及ぼしているということです。

　精神と肉体が健康ではないからといって、それが永遠に続かなければならないことはありません。心を毎日何にさらすのか、という選択を通して心を鍛えます。虚弱でエネルギーが低いのは、分離を長引かせるような物を食べ、分離を助長する態度をとり続けていれば当然起こりうる結果です。正直であること、とりわけ自分自身に対して正直でいることで、最も奥深くに眠る自分と再びつながりを築くことができます。
「健康は食にあり（あなたはあなたが食べた物でできている）」ということわざを考えてみましょう。

　あなたが体内に取り入れるものはすべて、あらゆるレベルで潜在意識に送りこまれます。それがあなたの態度や気分、自己像、人生への反応を決めます。感覚を研ぎ澄ませて、自分の体の反応が聞こえるようになることは素晴らしい冒険です。意識的な生き方というのは、あなたがなにかを心に与え続けた結果の産物なのです。あなたの心があなたの生き方を決めます。だから、心になにを与えるかで心の強さが決まるということです。役に立たない癖を繰り返すことを心に許せば、苦しみが待っています。「痛み

は人生から切り離せないが、苦しみは選択できる」ということわざを思ってください。人生には痛みはつきものです。愛する人の死や、なにかを手に入れ、そしてまた失うという喪失、人間関係の終焉など、すべては移ろいますが、あなたの内なる永遠の存在だけは別です。あなたの中に宿る不変を知ってください。それは純粋な愛です。

あなたの永遠なる魂は、内分泌系（ホルモン）を通して体とつながっています。この事実について考えてみましょう。思考を感謝や喜び、愛、意識に集中させることで脳下垂体から分泌されて体を巡るホルモンの量が増えることが科学的研究によって証明されています。

増量したホルモンは松果体に流れ込んで脳の力を開くと言われています。松果体に流れ込んだホルモンは思考の周波数を拡大させ、これがオーラすなわちあなたの体を包むエネルギーフィールドの周波数を上げます。それによって思考の周波数がさらに高まり、良い循環が起きます。

自分が取り込むものに対して責任を持つということが霊的な成長に欠かせない要素なのは、言うまでもないことです。

多くの霊的な伝統が自分の内側に入って一番奥深くの自分、つまりハイヤーセルフとつながることを説いています。ほとんどの伝統は、その状態から日々を生きる術を身につけることを勧めています。霊性について読んだり人の話を聞いたりするのは知性を刺激するかもしれませんが、日常生活に霊性を内包するのは難しいことなのかもしれません。

日常の中で霊的な行を積むには、思い込みを書き換えること、態度を変えること、そして始める勇気が必要です。始めてしまえば、あとは意識的な方法で生き続けるための勇気と鍛錬が要るだけです。つまり、自分にとって大切なことに全身全霊捧げるために、多くのものに対して「いいえ、結構です」と言えることです。

思い込みと態度を変える過程は不可欠です。潜在的な思い込みから目を背けて人生の表面だけを見ることは停滞や退屈、不満、毒を生みます。

　注意を集中させることで、あなたの認識力が高まります。この認識力を使って細胞記憶に潜む古い印象を減らし、消去しましょう。認識は、警戒とは異なります。警戒とは、力みと緊張です。認識するということは、力みや緊張なしに心配りをしているということです。ゆったりと認識できている状態なら、本当の自然体が経験できます。人生はもっと興味深いものになり、物事に専心するのもずっと楽になります。

　あなたが注意を向けるのは、外側のなにかではなく、自分自身の経験です。恐怖や過去の印象に捉われているときは、自分のエネルギーを読み、観察できるようになってください。これができると、食べ物、食べることにまつわる場合であっても、それが過去の経験の投影なのか、現在の経験なのかの違いがわかるようになります。結果はあなたが予想しているような形では出ないかもしれません。自分のエゴや制限された思考を凌駕して花開く可能性を受け入れてください。

　食べることは生きる上で極めて重要です。調和とバランスのとれた食べ方が健康長寿の鍵です。これによって sukha スカ、つまり人生の甘やかさが培われるのです。意識的に食べることは態度から始まります。平安や調和、自己意識を見出したいなら、可能な限り純粋なものを飲み、食べましょう。あなたが体内に取り入れるものが、本当に心と体と魂に滋養を与えるものかはっきりさせ、そしてプラーナを取り込んでください。

　物事をシンプルに保ち、古いプログラミングや思い込みを捨て、シンプルに自然に基づいた、新しい物の見方を受け入れてください。あなたの健やかさのためになるようなやり方で暮らし、食べることを身につけるのです。そうすれば渇望や中毒、頑固さを乗

り越えることができます。認識を練習して、一瞬ごとの選択を自分にとって最適なものにしてください。食べ物と飲み物について人生を変容させるのに役立つ実践技術というものが存在します。

あなたが消費する食べ物と飲み物とのつながりを働かせると、心、体、魂のすべてにおいて意識が高まります。食べることの感情的な側面に取り組むことは、本当の変化を起こす上で非常に重要な要素です。消費に霊性が合わされば人生は豊かになります。

人生の優先事項をはっきりさせる

最近、ある新聞で、「自分のための野菜を育て、パンを焼き、飼っている鶏の卵を集めるだけの時間と場所と知識と資源があったらと思う。地元農家が出店する市場とオーガニックスーパーだけで買い物をするだけの時間とお金があったらよいのにと思う。けれど現代の暮らしでは、オーガニックなものだけで完璧な地産地消の生活を送ることはできない」と書かれている記事がありました。この記述は「多ければ多いほどよい」「完璧にできなければわざわざやる意味がない」という暮らし方と思考に囚われているよい例です。
けれどこの記事の筆者は素晴らしい解決策の提示もしています。

●情報を集めておく
●ラベルを読む
●農家の人と話す
●農産物販売責任者と話す
●土地で採れた旬の食材を買う
●手に入る時はオーガニックの食材を買う
●たとえパスタ用のバジルを１株でも、育てられるものは自分の手で育てる

●自分の家で採れたマンゴーを近所の人のアボカドと物々交換する

　ここに挙げたことは、すべてバランスと調和に向かって進むための重要なステップです。どれもが自分の人生と、他人の人生に違いをもたらす力を持っています。ですが、永続する本物の変化が起こるのは、社会の犠牲者であるという態度を乗り越えた、その先です。最初の一歩が次の一歩につながるということに気づいてください。自分の望む方向を目指して動くだけで最初は十分です。あなたの踏みしめる一つひとつの歩みがあなたとこの地球のエネルギーを変えるのです。

　人生の優先事項上位五つを書き出しましょう。そのリストを定期的に見直してください（例：毎月、四半期ごとに）。そして、自分が優先事項を生きているかどうか確認するのです。本当は「ノー」と言いたいときに「イエス」と言っていませんか？　「イエス」と言いたいときに「ノー」と言っていませんか？　人生の重要な変化に合わせてリストに変更を加えましょう。リストはあなたの真の優先事項でなければなりません。優先事項にないことをしていることがあったら、自分の軸を取り戻すためにそれを排除してください。この過程から手に入るものは満足と受容です。要求やチャンスに溢れているときは、道を反れないためにこのリストが役に立ちます。「なにもしない」時間を持つことを認めてください。

　優先事項はシンプルかつ明瞭にしておきましょう。そうすることで、自分が人生を他の取るに足らない物で複雑にし、そのせいで本当に欲するものからは目を背けていることがよく見えてきます。たとえば、シンプルで新鮮な物を食べることを人生の優先事項に入れるとします。ほとんど毎日家で料理をする、そのためには定期的に買い物に行く時間を持つ、と思いを定めます。このための活動が重要視できないようなら、その活動を優先事項の中にはっきりと盛り込んで、自分の頭の中でもこれをしっかりと認識

します。食べ物と食べることは、偶発的な思いつきなどではなく、暮らしの土台なのです。

　なにを買うか、なにを消費するかを意識し、その責任を取れるようになってください。

　自分の消費にどのような変化が必要かを見極めましょう。買い物をしていて混乱したら、その手を休め、地球の真ん中に自分をグラウンディングさせてください。混乱の中にはっきりと光が射すまではなにも購入してはいけません。一切の買い物をやめてしまうのが一番良いときもあります。私の場合は、なにか新しい物が必要だと思ったら、2週間待って、それでもまだ本当にそれが必要か様子を見ます。本当に必要なら、その時点で購入するようにしています。大抵の場合は、もうそれが必要ではなくなっています。

　前もって、その買い物が調査目的のためか購入のためかを決めてください。お腹が空いている時に食べ物を買いに行ってはいけません。自分がぶれないためにも、買い物へはショッピングリストを持参してください。自分がクリアでいられるための指針を持ち、シンプルで理路整然とした計画を立て、それを実行してください。この過程への、そして自己との新しい結びつきへの信頼を確実に増やしていくために、徐々に変化を起こすことを許可してください。

　おおむね現代の暮らしは、外側のなにかに自分の健やかさに対する責任を取ってもらうことを激励しているようなものです。たとえば、利益を上げなければならない公共医療サービスは、あなたのためとなることを優先して運営されてはいません。ほとんどの産業において、大会社はテンポの速い分離した顧客層を満足させることが目的で動いています。それでも大会社との取引きを選ぶかもしれませんが、そのときは自分にとってためになるものだけを選び抜いてください。自分の求めているものを知り、それを

貫いてください。

　自分が使うもの、消費するものすべてのラベルを読み、中身を調べてください。ラベルの表示に読めないもの、あるいはなにか分からないものが含まれている場合には、はっきりとそれがなにかが分かるまでは、食べたり使用したりしないでください。「ノー」と言える意志を持ち、代わりのものを探すのです。これは、自分を認める上でとても大切なステップです。自分の決断に責任を持つときっぱりと心が決められたら、なにを代わりにしたら良いかは明白です。食べ物や飲み物、ボディケア用品には多くの既知の発がん性物質が含まれています。過度に加工された食品や、有毒化学薬品を使用して育てられて加工された食品には、プラーナは含まれていません。あったとしてもごく僅かです。病気に払う代償や体調の悪さを考えたら、害のないオーガニック製品にかけるお金がないなんてことにはなりませんよね？

　あなたの今の現実を認めて受容してください。そうすれば、あなたのスタート地点がわかります。そこが真の永続する変化が始まる場所なのです。

　全身全霊ですべてを受け入れ、足るを知ることが大事です。大目に見たり同意したりしろ、というのではありません。ただ受け入れるだけです。現代社会では物質至上主義が満足をもたらすという思い込みがはびこっていますが、あなたの態度と受容こそが、真の満足、平安、喜びを育むのです。

　あなたは今自分が人生でどの段階にあるのかについて、自分に正直ではないかもしれません。その一方で、あなたは他人があなたをどう思っているかを心配し、その心配に振り回されて行動しているかもしれません。他人があなたをどう思うか、あなたをなんと思っているかはあなたに関係のないことです。それについてあなたがどうこうすることはできません。自分の現実に足を踏み入れてください。今日のあなたがなり得る限りの最善の自分でい

てください。あなたはもうそのままで十分なのです。それ以外は手放してください。

　あなたは、自分でしているつもりのことができていますか？　それとも、ただそれについて考えるだけで、実際はそのようには生きてはいないのではありませんか？　今起きている出来事について自分に正直になってください。自分で自分を欺いているかもしれません。大量の情報を集めたからといって、生きているということにはなりません。今までとは全く異なるなにかに対して、心を開いてください。それはあなたの今の思考領域に収まっていないかもしれません。「自然に帰ろう」という考え方、暮らし方に向き合ってみてください。

　あなたがあなたであることを認めるために、実用的でシンプルなことをしてください。生きるペースを速めさせ、もっと働かせようとし、もっと所有するよう誘いかける物事からは距離を取ってください。早いペースで生きるということは、自分の内側にある真の声を聞いたり、つながったりする機会が減るということです。速度を落として耳を傾けてください。そしてその結果に気づいてください。

　自分の意識を研ぎ澄ませると、個人の持つ力が燃え立ちます。意識があなたの霊性を認め、真の喜びをもたらすのです。意識的であり続けることで一日が活気付き、計画した通りにいかなくとも物事がスムーズに流れます。それは、あなたが真の知識、つまり生まれながらの叡智とつながり続けているということです。

　自分の消費するものと自分の感じ方のつながりに意識を向けないことを選んだら、ただいつも通り暮らすことになるのでしょう。今までやってきたことをこれからも続けるなら、手に入るものも今までと同じです。私自身も、あるとき自分の人生への熱意が沸き起こり、そしてたちまちそれが消えたことで、まさにそれを経験しました。私は何年もの間、仕事の場、社交の場でアルコール

を飲んでいました。飲んだ後は、何日も、あるいは何週間も、気持ちの落ち込みが続きましたが、アルコールという抑制剤を消費したことと自分の気分とのつながりが見えていませんでした。一切のアルコールを排除したときに初めて、飲む必要性にかられて飲み、それに続く鬱をわずらった、その大元の原因となる思い込みと向き合うことが叶いました。

　態度と思考は、真の自己とあなたをつなぐか分離させるか、確実にそのどちらかです。どちらを選ぶかはあなた次第です。覚えておいてください。あなたは自分のハイヤーセルフとつながることで、いかなる問題も解決することができます。今の人生をあなたの意のままにしてください。ハイヤーセルフとの結びつきを深めるために、呼吸を使い、現在を肯定し、瞑想をして、祈ることができるようになってください。まずは食べ物と消費からこの変化を手がけてください。期待を手放し、人生の奇跡に身を委ねてください。自分と他人を許してください。現実に向き合い、人生を受容してください。意識的に前に進んでください。

新しい道を切り拓く
シンプルな道具

　ヨガとアーユルヴェーダは、内側も外側も自然と調和して生きることを諭す、広大で多面的で互いにつながりあった伝統です。現在、多くの落とし穴がしかけられていますが、それと同じ数だけ効果的な手法も存在します。次の提案と道具は、私の個人の経験からくるもの、そしてクライアントとの実際の取り組みで有効だったものです。自分にとって上手くいくものがなにかを見つけることをお勧めします。あなたの心と体と魂の結合を実現するチャンスを掴んでください。

アーユルヴェーダ食材分類

　ヨガとアーユルヴェーダでは、自然にあるすべてを mahaguna マハグナという三つのカテゴリーにまとめています。ヨガは心を理解し、習得し、使いこなすための道具としてマハグナを用います。アーユルヴェーダはバランスの回復と維持のためにマハグナを使います。マハグナとは、sattva サットヴァ、rajas ラジャス、tamas タマスのことです。サットヴァは心の平静あるいはバランス、ラジャスは動性、タマスは惰性を指します。どの時点においてもこの三つ、すべてが心のうちに存在しています。そして常に変動しています。ある瞬間にどのマハグナが顕著か次第で自分の

こと、そして世界をどのように経験するかが決まります。

　ヨガとアーユルヴェーダの実践によって、バランスと明晰の備わったサットヴァの状態へと近づくことができます。ここに到達すれば、自分を取り巻く世界で何が起きていようと、バランス、明晰、満足を維持することができます。サットヴァの暮らしはバランスの整った暮らしであり、心と体の両方に自由をもたらすものです。サットヴァの暮らしは加齢を遅らせ、健康長寿を促進します。

　サットヴァの食べ物とは、均衡を維持する、純度の高い食べ物のことです。加工されていたとしてもごくわずか、もしくは一切加工されていない新鮮な食べ物はサットヴァです。つまり、収穫されてからあなたのお皿に乗るまでの距離が近いのが理想的と言えます。サットヴァの食べ物は、心に純粋さと穏やかさをもたらします。そして、朗らかさ、平安、明晰な精神を促進します。サットヴァの食べ物に分類されるのは、新鮮な果物、ドライフルーツ、搾りたてのフルーツジュース、全粒もしくは発芽した穀類、全粒もしくは発芽した穀類で作った無発酵パン、軽く火を通した野菜、豆類、ナッツ、種、ハーブティー、ギー等です。自分の体質に合うサットヴァの食べ物は、消化に良い食べ物でもあります。食べると力がみなぎり活力にあふれエネルギーが高まります。

　ラジャスの食べ物は、刺激作用があり、心身への負担をかける可能性があります。ラジャスの食べ物を食べると、心身を過度に刺激し、循環系障害や神経系疾患を助長します。ラジャスの食べ物に分類されるのは、とりわけニンニク、コーヒー、お茶、タバコ、塩、白砂糖、清涼飲料水、チョコレートです。これらの食品は心、体、魂のつながりのバランスを乱し、落ち着かない心と頭の過活動をもたらします。主にラジャスの暮らしをすると、辛くて酸味と塩味のきいた刺激の強い味の食べ物を常食せざるを得なくなるものです。現代の文化の飲食は、主にラジャスとタマスを中心に展開しています。それはストレスレベルが高いと感じる生

活に大きく関与しています。

　タマスの食べ物は、不純で腐ったもしくは死んだもので、重さと無気力感を生み出します。このカテゴリーに分類されるのは、すべての肉類、魚、卵、薬、アルコール、火の通り過ぎた食べ物、加工食品、発酵食品、焦げたもの、揚げ物、網焼き、再加熱したもの、古いもの、保存料を含むものです。タマスの食べ物を食べると、鈍くなり気だるさが生まれ、動機や目的意識に欠けた人になります。タマスの食生活を送っている人は、冷たいものや新鮮でないもの、刺激のある味を好み、鬱になったり慢性の病気に悩まされたりする傾向があります。

　食べ過ぎはタマスです。食べ過ぎの結果、体にアーマが溜まります。どのタイプの食べ物でも、食べ過ぎてしまえばこのことから逃れることはできません。

　最初は、食べ方のバランスを整えるのにかなりの意識的な努力が必要かもしれません。けれど、自分の内なる真実が強く感じられるようになるに従って食べ物の好みは変化を続けます。

　本書の情報を使って自分の選び抜いた食べ物リストを作ってください。そのリストの食べ物に集中してください。リストに書いていない食品を食べたくてたまらない欲望は、注意を払っていなければ消えるでしょう。渇望や強い欲求に従うのは普通です。欲求に身をまかせれば、心が弱まります。渇望を刺激するバランスの乱れが大きくなり、苦しみへとつながります。心の中でラジャスとタマスがますます大きく膨らみながら、バランスの乱れも増えていきます。

　心の真の本質はサットヴァ、心の平静です。タマスは自然の惰性の側面で、これが睡眠をもたらします。これは必要なことです。ラジャスは人生の活動を支えます。健全で平穏な人間として、正解不正解に厳格にならず、自然のすべての側面を認め感謝する術を身につけることは可能です。タマスのものを食べない選択をし

てラジャスの食べ物はほどほどに抑えることを選んだとしても、自然のすべての側面に感謝を抱き続けることはできます。人生は芸術作品を作り上げるようなものです。白か黒かでは決められないのです。タマスがすべて「悪」とは限りません。

暮らしの中で、自分のバランスを乱すものを消費したら、強い欲望や怒り、逆上、炎症が生じるかもしれません。この状態から不安定が生まれ、それによって、どうにか「グラウンディング」できる方法、つまり大地にもっとしっかりと根ざす方法を見つけなければという気持ちに駆り立てられるでしょう。タマスの食べ物を消費するとグラウンディングできると考える人もいます。実のところ、食べ物の不活発の性質は、誤ったグラウンディング感を生み出します。肉を食べた後の重たい「満腹感」が良い例です。「大丈夫になった」という一瞬の感覚が生まれ、もっと大きなバランスの乱れが後に続きます。大抵の場合、肉を食べた後に感じる重たさへの欲求と、エゴに「はまり込んで身動きできない」状態とが一致します。間違いを認められない、あるいは失敗に執着しているときに、このような経験をするかもしれません。

ニンジン、ビーツ、パースニップ、カブ、サツマイモ等のサットヴァの根菜もグラウンディング効果のある食べ物です。自分の体質に合ったサットヴァの食べ物を食べると、心の平静と健やかさが増します。

次のリストはサットヴァの食べ物リストです。自分固有の体質、アグニの強さ、現在持っているあらゆるバランスの乱れ、これらにバランスをもたらすのに一番適しているのはなにかを考えてみましょう。つまり、このリストに載っているすべての食べ物が今日のあなたにぴったりとは限らないということです。よい基礎を築くために本リストを利用してください。

サットヴァの食べ物

アーティチョーク、アーモンド、アスパラ、アマランサス、アンズ、イチゴ、イチジク（生、乾燥）、エスカロール、エンダイブ、大麦、オーツ麦（スティールカット、全粒）、オレンジ（甘いもの）、カシューナッツ、カブ、カボチャ、カラシ菜、カリフラワー、ギー、キクイモ、キヌア、キビ、キャベツ（赤、紫）、キャロブ、牛乳（新鮮、生、全乳）、キュウリ、クランベリー、クリ、クルミ（ペルシャグルミ、クログルミ）、グレープフルーツ、クレソン、黒目豆、ケール、コールラビ、コーンミール、ココナッツ、ゴマ、小麦、米、サクランボ（甘いもの、酸っぱいもの）、ザクロ、サツマイモ、サトウキビ（生）、サヤインゲン、スイカ、ズッキーニ、セロリ、蕎麦の実、ソラマメ、大豆、タンジェリン（甘いもの）、ブラックベリー、プラム（甘いもの、酸っぱいもの）、フルーツジュース（搾りたて）、チャード、デーツ（生）、テフ、豆乳（作りたて）、夏カボチャ、ニンジン、パースニップ、パイナップル（甘いもの）、ハクサイ、ハシバミ、バスマティ米、バターミルク（作りたて）、花（食用の甘いもの）、バナナ、ハネデューメロン、パパイヤ、ピーカンナッツ、ビーツ、ヒマワリの種、ピント豆、ブドウ、冬カボチャ、ブラックベリー、プルーン、ブロッコリー、ホウレン草、母乳、マカダミアナッツ、松の実、マンゴー、ムング豆（ホール／緑豆）、ムング豆（挽き割り）、芽キャベツ、メープルシロップ、メロン、モモ、モヤシ（全種）、ヤーコン、ヤムイモ、ヨーグルト（作りたて）、ラズベリー、リマ豆（少量）、リンゴ、ルタバガ、ルッコラ、レーズン、レタス、レンズ豆（黒、茶）、ローガンベリー、ワイルドライス

　ラジャスの食べ物は、熟成させたチーズ、アボカド、カッテージチーズ、ドライデーツ、玉子、ナス、全発酵食品、ボトル入り

フルーツジュース、ヒヨコ豆、ニンニク、グアヴァ、アイスクリーム、金時豆、ライム、レモン、赤レンズ豆、糖蜜、オリーブ、ピーナッツ、ピーナッツ油、コショウ、ピクルス、ジャガイモ、カボチャの種、ラディッシュ、塩（全種）、サワークリーム、市販の豆乳、砂糖（全種）、トマト、酢、ヨーグルト（作りたてでないもの）を含みます。

　タマスの食べ物は、アルコール、動物の肉（牛、鶏、魚、鳥、山羊、羊、豚、兎、甲殻類、七面鳥、鹿）、揚げ物、冷凍食品、玉ねぎ、ポロネギ、残り物、マーガリン、電子レンジで温めた食べ物、保存料入りの食べ物、きのこ（全種）を含みます。

六つの味

　アーユルヴェーダでは、食べ物には六つの味（甘味、塩味、酸味、苦味、辛味、渋味）があるとしています。この六つの味は自然界の五大元素と関わり合っていて、体のドーシャ（ヴァータ、ピッタ、カパ）のバランスに影響を及ぼします。つまり、体が作る一つひとつのドーシャの分量は、あなたが体内に取り込む味次第で決まるということです。さらに味は様々な人間の感情と意識レベルとも関わり合っています。味と体の関係と、感情と心の関係は、実は同じなのです。

　甘味は重、湿、冷の性質です。甘味は地と水の元素に関わりがあります。アーユルヴェーダでは、甘味という言葉にあらゆるレベルで体の全組織に栄養を与える、という意味を込めています。栄養価の高い食べ物のほとんどは、口当たりの良い、偏りのない味わいです。本書における甘味とは、栄養満点の良質な食べ物の甘味についてであり、砂糖のそれではないということを覚えておいてください。パン、米、ナッツ、オイル、牛乳、熟れた果物、

ニンジン、ビーツ、サツマイモのような食べ物には甘味がありま
す。甘味はヴァータとピッタを減らし、カパを増やします。甘味
は心身に滋養を与え、満足感をもたらします。甘味を取りすぎる
と欲深になります。

酸味には温、湿と重の性質があります。酸味は地と火の元素に
関わっています。柑橘系、チーズ、酸っぱいリンゴ、トマトなど
がそうです。酸味はヴァータを減らし、ピッタとカパを増やしま
す。酸味は排泄を促し、食欲と消化を改善します。酸味はラジャ
スの性質があり、心を外向的にする作用があります。本来なら内
側で充実感を感じるはずなのに、外部にそれを求める働きを促し
ます。酸味を取りすぎると嫉妬や羨望を感じる原因になります。

塩味には重、湿、温の性質があります。塩味は水と火の元素に
関わりがあります。海藻や醤油が良い例です。塩味はヴァータを
減らし、ピッタとカパを増やします。塩味は体が老廃物を排出す
るのを助け、体の組織を柔らかくし、生きることへの熱意をかき
たてます。塩味を取りすぎると、渇望と感覚的快楽の耽溺の原因
になります。

辛味は熱、軽、乾の性質を持っています。辛味は風と火の元素
に関わりがあります。ショウガ、トウガラシ、ラディッシュ、ホ
ウレン草、カブ、フェンネルは辛味の食べ物です。辛味はヴァー
タとピッタを増やし、カパを減らします。辛味は母乳や精液や脂
肪の分泌を促し、食欲を改善します。辛味を取り入れると外向的
になり、強度を渇望するようになります。辛味を取りすぎると短
気と怒りの原因になります。

苦味は冷、軽、乾の性質です。苦味は風と空の元素に関わりが
あります。緑葉野菜、エンダイヴ、ナス、コーヒー、お茶は苦味
の食べ物です。苦味はヴァータを増やし、ピッタとカパを減らし
ます。浄化し、乾燥させつつ、すべての味を正常なバランスのと
れた状態へもどす手助けをします。食欲を増進させ、性欲抑制の

作用もあります。苦味は不満と変化への強い欲求を引き起こし、強制的に現実を見つめるよう仕向けます。苦味が過ぎると焦燥や苦味のある態度につながります。

渋味は、冷、軽、乾の性質です。風と地の元素に関わりがあります。豆類、アブラナ科の野菜、クランベリー、ジャガイモ、ライ麦などは渋味の食べ物です。渋味はヴァータを増やし、ピッタとカパを減らします。渋味は治癒や浄化、体に閉じ込めるという作用があります。渋味は分泌を減らし、性欲の抑制作用があります。渋味を取り入れると内向性が増し、刺激や興奮から離れる傾向があります。内向的が過ぎると、不安、自信喪失、恐怖心につながります。

六つの味が一食ごとにすべて揃っているのが理想です。かといって、白砂糖や加工された塩を足すのは良い考えではありません。一つひとつの味は素材から自然に生まれるものだし、バランスの整った食事にはそのどれもが存在しているはずです。あなたのドーシャの組み合わせ（バランスが整っていようが乱れていようが）、あなたのアグニの状態、そして季節によって、六つの味のどれかを強調させる必要性が生じます。バランスを乱しているときは、一つか二つの味を強く欲し、残りの味は忘れてしまう傾向があります。ですが、その一つか二つの味に感じる渇望に従えば、さらなるバランスの乱れを引き起こすことになるでしょう。

渇望は必ずしも真の飢えを表すものではありません。渇望には健全なものと不健全なものがあります。ある栄養素が欠けている場合もあるし、寄生虫やアレルギー等の潜在的な病状、もしくは抑圧された気持ちから生まれる場合もあります。体の声に耳を傾けることで、そして人生のすべての側面で体がどう反応しているかを見つめることでこれらのどれが原因なのかが見極められるようになるでしょう。特定の栄養素の欠乏からくる渇望は、現実の体の要求を訴えています。体にとりたてて良くないものを渇望し

ている場合は、体の要求に応えるために、自分の欲しているものよりももっと健康的な食べ物を選んでください。たとえば、チーズが食べたくてたまらないとき、体が求めているのはカルシウムかもしれません。これは、スプーン一杯分の生のゴマを噛むか、日々の食事にひじきやケール、ブロッコリーをもっと取り入れることで満たされる欲求かもしれません。ここに記したような健康的なものを代わりに食べると渇望は弱まります。

　砂糖の摂取を完全になくすか減らすかしたら、時として塩への渇望が現れます。この欲求通りにしてはいけません。塩の vipak ヴィパーカつまり消化後の作用は砂糖同様に甘味です。あなたが食べるものすべてには、舌が覚える味、消化中の熱もしくは冷のエネルギー、そして消化後の作用が存在します。

　食べ物には、それぞれ固有の性質があります。冷の作用があって夏に食べるのに適している食べ物もあれば、その熱の作用ゆえに冬により適している食べ物もあります。季節がはっきりしている（たとえば極寒の冬がある）環境に住んでいる場合は、可能な限り、その土地で育った物を選びましょう。なるべく近くで採れた冬野菜と果物を選びましょう。寒い冬の日に冷の作用のある熱帯産のフルーツは異国情緒に溢れて美味しそうかもしれませんが、果物の冷ます性質は体を混乱させます。バランスを乱す原因だし、健やかさも損なわれます。同様に、暑い夏の日にゴマ油や唐辛子、アルコールのような熱の作用のある食べ物を食べるのは、動揺や炎症を起こす原因です。

　味や五大元素、ドーシャ、食べ物と健やかさの関係についてのさらに詳しい情報は、付録 C と D をご参照ください。

体質に合う食材を知る

　食べ物には様々な種類があり、その中から自分の体質に合った

食べ物を選ばなければなりません。

　あなたがお肉を食べる人で、肉食にどんな意味があるのかを知りたいと思っているなら、次のことを考慮してください。あなたの健康にとって、腸内フローラの状態が極めて大切です。動物性食品は、消化しづらい上に消化管をゆっくりと進むため、結腸で腐敗します。健康に良い食べ物はもっと楽に消化管を通り、体内で腐って病気を引き起こすような時間もほとんど残しません。繊維は、不必要な過剰の脂肪を吸収し、腸を浄化し、かさを増やして蠕動運動を活発にします。植物性の食べ物のほとんどは繊維が豊富ですが、肉、鶏肉、乳製品には繊維は含まれていません。

　動物の肉は、アドレナリンや尿酸、乳酸を始めとするその動物の老廃物を含んでいます。さらに、死の瞬間に動物が抱いた、たとえば恐怖のようなエネルギーも含んでいます。調味料を入れる前のハンバーガーの味になっているのは、主に牛の血液と尿です。平均的な肉食の人は、大量のタンパク質を摂取しているため、血中に窒素が過剰に増えて、多くの長期間にわたる健康障害が生じます。変性疾患のリスクを上昇させるということは、つまり自然に健康で長生きの人生を生きる確率が減るということです。百歳以上の人口の多い地域の人々は動物の肉をほとんど食べません。通例アーユルヴェーダでは、肉を食べないバランスのとれた食生活を推奨しています。

　私が受ける質問で最も多いのが、「タンパク質はどうすればいいんですか？」というものです。これに関しては気にしないのがよいと思います。その心配をするよりも、バランスよく食べることに集中していれば、何も不足しません。現代文化のタンパク質の必要性はおそらく誤解され、誇張されています。たとえば白砂糖や砂糖と塩入りで過度に加工されたような自分のエネルギーを下げるものを食べていれば、大量のタンパク質を摂取することで一時的に弾みをつけることはできます。ですが、大量のタンパク

質を摂り続けると、体内でアーマとして蓄積し、これが病気につながります。結局、体がだるくなって、再び重く感じます。そうなると、それをどうにかするための方法を模索する悪循環が始まって、原因をすっかり見逃すことになります。

　白黒がはっきりするやり方ではないので、バランスの乱れがあまりにも大きくて、一時的に魚のような肉製品が必要なこともあるかもしれません。動物性の肉を遠ざけ始めた段階にあれば、この変化をくぐり抜けたことのある他の人と話すのもよいでしょう。徐々に移行するのが合っている人も多くいますし、ある日突然止めて上手くいく人もいます。自分のために食べるバランスの良い方法を理解し、そこに焦点を当てることが最も大切です。

　それぞれのドーシャのバランスを整えるための滋養溢れる食材リストを後に記載します。このような性質の食べ物リストは、本によって異なるかもしれません。あなたの好きな食べ物がリスト上にないときは、それを食べなければどう感じるかを確認するためにも、口にするのを避けてみてもよいかもしれません。ここで触れている食べ物は、全粒穀物、豆類、海藻、新鮮な野菜、乳製品、新鮮な調味料、ギー、精製されていない自然糖、スパイス、ハーブを含みます。

　あなたのドーシャの組み合わせ次第では、三つのリストの内の二つから食材を選び、季節の変わり目に合わせて強調する点を変化させるとよいかもしれません。たとえば、あなたのメインのドーシャがピッタとヴァータなら、夏はピッタのバランスを整えることを際立たせ、冬はヴァータに重きをおくことができるかもしれません。まずはリストに取り組み、アグニの強さと季節を考えます。その土地で清らかに育った食材を中心に据えて考えてみるのです。結果をよく観察してください。経験を踏まえながら、自分の選択に改良を加え続けてください。

　どのドーシャでも、バランスを整えるには、カフェイン、アルコー

ル、飽和脂肪、塩分過多、過度のスパイス使用、揚げ物、辛い食べ物、過度に加工された食品、イースト菌、肉、アイスクリーム、ピーナッツ、白砂糖、新鮮ではない食べ物、古い食べ物を避けるのがよいでしょう。自分の食生活からこのような食べ物を省くことで、あっという間に感じ方を変えることができます。体が変化に対処する間、多少の離脱症状や解毒を経験するかもしれません。

　冷凍食品と缶詰、市販の製品、よく知らない原材料の入った食べ物すべてを一切排除するか最小限に抑えてください。どの場合でも、新鮮で、オーガニック栽培やバイオダイナミック農法で育てられた、あるいは殺虫剤を浴びせられていない、その土地で育った農産物を使ってください。避けるべき食べ物に着目するのではなく、自分にとって最善の選択となるリストに注目してください。

　ドーシャのバランスを整えることは、どの時点においても、自分独自の体質とアグニの状態と折り合いをつけながら意識的な暮らしを送るという一つの芸術です。どれか特定のドーシャのバランスが乱れたら、先に述べたような症状が現れるでしょう。そうしたら、症状を取り除くために、そのドーシャのバランスを整えるものを食べてください。アグニが弱い時は、自分にバランスをもたらしてくれる、シンプルで消化のしやすいものを食べてください。アグニがとても弱まっていて、たとえば風邪をひいているようなときは、普段の自分なら大丈夫な重た目の食材が大丈夫ではないかもしれません。

　どの食材が自分にとって消化しやすいのか、困難なのかを観察してください。たとえば、いつもアズキやカッテージチーズを楽に消化できるのに、風邪を引いているときは体に負担が大きい場合があるかもしれません。そういう食べ物はしばらくの間控えて、アグニが強くなる時間を与えてください。

　一般的には、どのドーシャでも、最も自然な状態の物を食べてください。くつろげる穏やかな環境で、日々同じ時間に食事をす

ることが大切です。別の食べ物の振りをしている物は避けましょう。豆腐を食べているのにそれをあえてなにかの肉と呼ぶのは現実に直面していません。心をごまかして現実から目を背けるのは、無意識を助長するだけです。

すべてのドーシャにとって、イースト菌のパンを食べるのは、特に毎日食べていると、消化の妨げとなります。焼いたものが食べたいなら、イースト菌、重曹、ベーキングパウダー、白砂糖の入っていないフラットブレッドやマフィンを試してください。シンプルで美味しいマフィンのレシピは付録Aに載っています。自然に乾燥された果物や野菜は、生の物が手に入らないときには妥当な代用品です。ドライフルーツとナッツは小さくまとまっているので、食べ過ぎないように気をつけてください。ナッツやドライフルーツの食べ過ぎは、アグニを乱して体のバランスの乱れを数多く引き起こします。ドライフルーツを水で戻すと消化しやすくなります。消化のためだけではなく、食べ過ぎも回避できるかもしれません。

次のリストを読みながら、自分の体質のバランスを整えるもので自然に自分が惹きつけられるものに意識を向けてみてください。

ヴァータの食べ物

ヴァータは、温かく、よく火の通った、油分と汁気のある、消化しやすい食べ物でバランスを保つことができます。

●バスマティ米（白米、玄米）、ワイルドライス、日本米、オーツ麦、ブルグア麦、アマランサス、大麦のような穀物が理想的です。少量のキビ、トウモロコシ、蕎麦の実、ライ麦は便秘がなければ可です。

●一番適した野菜は、アスパラ、ビーツ、ニンジン、ダイコン、サヤ

インゲン、火を通した緑葉野菜、サヤエンドウ、セロリ、夏カボチャ、冬カボチャ、サツマイモ、ヤムイモです。少量なら、ブロッコリー、カリフラワー、キャベツを食べてもよいです。

●ギーやゴマ油、アーモンド油、オリーブ油、ヒマワリ油のようなオイルで炒めて水を加えてください。

●アサフェティダ、カルダモン、クミン、コリアンダー、ショウガ、フェンネル、ディル、シナモン、マスタードシード、黒コショウのような優しいスパイスで調理してください。少量のナッツや種は、特に水に浸したものが合います。挽き割りムング豆、アズキ、豆腐、少量の茶レンズ豆は、豆類の中でも最適です。

●火を通した海藻ならどれでもぴったりです。

●アプリコット、アボカド、完熟バナナ、ベリー類、サクランボ、ココナッツ、デーツ、ライム、生のイチジク、モモ、プラム、マンゴー、パイナップル、パパイヤ、タマリンドといった生の果物が合います。レーズンとプルーンは水に浸すか火を通すかしてください。リンゴとナシは食べる前に火を通してください。

●ギー、カッテージチーズ、新鮮なバターミルク、生乳またはノンホモ牛乳は適量だけを食べるとヴァータに合います。

●最良の甘味料は、ジュース、メープルシロップ、デーツ、スカナットです。生のリンゴ、ザクロ、ドライフルーツは避けてください。火を通したリンゴは問題ありません。

●ヴァータのバランスには、日課を守ることが欠かせません。

●温かいハーブティー、静寂、リラクゼーション、瞑想、穏やかなヨガアーサナ（ポーズ）を積極的に取り入れ、自分を評価して認める機会を増やすとよいでしょう。

●慌てたり焦ったりすることや、冷え、乾燥、恐怖、冷たいサラダ、辛いスパイスを避けましょう。

ピッタの食べ物

ピッタドーシャのバランスを整えるには、冷の性質のもの、液状のもの、気分をすっきりさせるものが最適です。

●穀物では、オーツ麦、大麦、粗挽き小麦粉、スペルト小麦、バスマティ米（玄米、白米）、スイートブラウンライス、日本米が最適です。

●野菜では、ケール、カラード、レタス、アスパラ、サヤインゲン、アーティチョーク、キュウリ、セロリ、ブロッコリー、カリフラワー、キャベツ、パースニップ、サヤエンドウ、サツマイモ、ヤムイモ、スカッシュ、カボチャ、スプラウトがよく合います。

●スパイスからは、コリアンダー、ディル、カルダモン、香菜（パクチー）、カレーリーフ、生のバジル、フェンネル、ターメリック、ショウガ、サフランが最適です。シナモン、ナツメグ、黒コショウは時折食べるなら大丈夫です。

●ギー、アマニ油、オリーブ油、ヒマワリ油、ココナッツ油を使用してください。

●水に浸して皮をむいたアーモンドやローストしたヒマワリの種またはカボチャの種は、ピッタ・ドーシャに最適のナッツです。

●豆類でピッタに一番適しているのは、挽き割りのムング豆、挽き割りエンドウ豆、アズキ、豆腐、リマ豆、ヒヨコ豆、黒豆です。

●海藻はほどほどであれば大丈夫です。

●リンゴやアンズ、ベリー類、サクランボ、ココナッツ、デーツ、生のイチジク、ブドウ、ナシ、タンジェリン、マンゴー、パイナップル、プラム、キウイ、ライム、甘いオレンジのような旬で採れる生の果物

●ギーやカッテージチーズ、冷の性質のスパイスを入れて温めた

牛乳、ほどほどの分量の作りたてのヨーグルトは大丈夫です。

●一番適した甘味料は、果汁、アガベシロップ、麦芽、メープルシロップ、デーツ、スカナットです。

●チョコレート、ハチミツ、糖蜜、チーズ、ヨーグルト、タマネギ、ニンニク、ラディッシュ、生のホウレン草、その他すべての酸味、塩味、辛味の食べ物は避けましょう。アサフェティダ、ドライジンジャー、フェヌグリーク、塩、マスタードシードなどのスパイスは最小限に抑えましょう。

●グレープフルーツやレモン、オリーブ、パパイヤのような酸味の強い果物は最小限に抑えましょう。

●酸味、辛味、塩味の食べ物（ピクルス、漬物、発酵食品、唐辛子その他）を減らしましょう。

●ピッタ・ドーシャを静めるのは、冷の性質の、気持ちを落ち着かせる食べ物と活動です。

●アロエジュースやバラ水のような冷の性質の飲み物、ココナッツオイルで鎮静のマッサージ、競争心のないヨガアーサナ（ポーズ）の練習、熱心な瞑想が最適です。

●対抗意識、攻撃性、暑い環境を最小限に減らしましょう。

カパの食べ物

カパ・ドーシャのバランスを整えるには、温の性質で、刺激と軽さがあるものを少なめのオイルと脂肪と一緒に食べるのが最適です。

●大麦、蕎麦の実、キビ、キヌア、ライ麦、トウモロコシといった穀物は、シリアル状でも粗挽きでも全粒でもカパに合います。バスマティ米（玄米、白米）、キヌア、アマランサスは、たまに食べるなら大丈夫です。小麦、米、オーツ麦は粘液を生成するので、最小限に抑えましょう。

●カパに最適の野菜は、ケール、カラード、チンゲン菜、カブ（根、葉）、レタス、ルッコラ、アスパラ、サヤインゲン、アーティチョーク、ビーツ、ブロッコリー、ニンジン、セロリ、トウモロコシ、クズイモ、ショウガ、カリフラワー、芽キャベツ、キャベツ、パースニップ、サヤエンドウ、ラディッシュ、スプラウト、夏カボチャ、ホウレン草、カボチャです。

●バランスを最高の状態に保つには、シナモンやクローブ、ローズマリー、コリアンダー、マスタードシード、サフラン、クミン、バジル、カレーリーフ、ナツメグ、ローリエ、黒コショウ、ディル、タイム、キャラウェイ、オレガノ、ターメリック、カルダモン、ショウガ、赤唐辛子、パセリ、香菜（パクチー）、スペアミント、ペパーミントのようなスパイスと一緒に火を通してください。

●アマニ油やヒマワリ油、ギーのようなオイルを、ほどほどの分量、もしくはどちらかというと少なめで使用してください。煎ってあるヒマワリの種やカボチャの種も大丈夫ですが、他のナッツ類は最低限に控えてください。

●豆類の中でも、アズキ、挽き割りのムング豆、ホールのムング豆、大豆、リマ豆、黒豆、ヒヨコ豆が最適です。挽き割りエンドウ豆、赤レンズ豆、豆腐もカパ・ドーシャに合います

●昆布は豆類の調理に良く合い、少量の海藻はソテーやサラダに良く合います。

●カパ・ドーシャに最適の果物は、リンゴ、ナシ、アンズ、ベリー類、サクランボ、モモ、ザクロ、レーズンです。タンジェリン、マンゴー、ライムは、たまの摂取なら大丈夫です。

●少量のギー、山羊乳、無塩ゴートチーズあるいは生の牛乳を水と1：1で割ってスパイスを加えたものは、粘液生成を最小限に抑えるのに最適です。

●食前に毎回、生のショウガを1つまみにレモン汁を振りかけて食べると消化を助けることができます。

- 粘液を減らすために、ハーブティーにはごく少量のハチミツを入れて甘味料を最小限に抑えます。
- 塩、ナッツ、チョコレート、全乳、チーズ、ヨーグルトを避けます。
- 油や他のすべての重たく脂っこいもの、あるいは冷たい食べ物の摂取を減らします。
- 日の入り前に食事を済ませます。
- 間食と食べ過ぎを避けてください。
- ヨーグルトや砂糖、塩に感じられるような、冷たくてじっとりした食べ物、湿った食べ物、甘味、酸味、塩味を減らします。最良の結果を出すために、カパを動かし続けてください。
- ヴィンヤサヨガアーサナ（フロースタイルのポーズ練習）や深部に効かせるマッサージ、サウナを増やし、白湯やスパイスの効いたハーブティーを飲むようにします。
- 手放し、与え、分かち合う機会も増やします。

新しい食材を取り入れる

　少しずついつもの生活に新しい食べ物を取り入れてください。もしあなたが反抗的な気質を持っているなら、早すぎる変化はつまずきの原因になりかねません。一息ついて、内側に入り、自分の真実を見出してください。「どんなことなら積極的にしっかりと取り組めるだろうか？」と自分に問いかけてください。その答えが気に入ろうが気に入らなかろうが、しっかりと耳をすませて聞いてください。まずはきちんと取り組めることから始めるのです。その状態を作ってから、自分にとって最善のことを喜んでしたいはずなのに、取り組むのに意欲的になれないことがあるのはなぜか、その気持ちを検証してください。

　初めてアーユルヴェーダ流料理に出会うと、人はそれを「ただのインド料理」と思う傾向にあります。これは正しくありません。

アーユルヴェーダ流の料理とは、ただのインド料理ではなく、すべてのインド料理の内容や調理法がアーユルヴェーダ的かというと、これも全くそうではありません。

　アーユルヴェーダ最古の経典の一つである『チャラカ・サンヒター』には、「習慣や無知で食べ物を選んではいけない。しっかりと検証し、体に良い食べ物だけを使いなさい。食べる物が体の形成に正確に反映されるのだから」と記されています。習慣で一つ二つ同じ食べ物を選び、それを常に食べている傾向があることに気づいてください。栄養から考えても味覚の満足から言っても、変化を持たせることは大切です。一つの食べ物を「飽きるまで」食べるなどということをしないでください。これはあなたに食べ癖があるということです。しっかりと見極めて食べ物を選び、食べる量もほどほどを守ってください。あなたの変化と成長に合わせて新しい食べ方を進化させてください。

　食べ物、そしてその食べ方は、自分と他人を育むための手段です。食べ物を純粋で前向きで神聖な態度で食べると、その食べ物はあなたの人生に結合と霊性をもたらすことができます。癒しの過程においては、無意識を一掃して新しいものを取り入れることが不可欠です。あなたの食べ物と食べることとの関係に意識をもたらすことによって、自分と他人とを育み慈しむことができるのです。

　できるかぎり鮮度の高い食べ物を手に入れようとすることで、自然の中における自分の位置というものの再発見にもつながります。植物や動物、人、大地、太陽、水、その他のあなたの食べ物と食事時間に貢献するものに感謝しましょう。そうすれば、あなた自身の、そしてあなたを取り巻く人たちの健やかさが深まります。

　心身の純度を高める行を積めば、最も奥深くにある自分自身との結びつきを強めることができます。あなたは、思いやり、甘やかさ、受容、寛容、忍耐を見出すでしょう。なにを食べるかと同じくらい大切なのが、その食べ方です。プラーナと愛に溢れるシ

ンプルな食事があれば、たった今この瞬間の世界は万事が順調な
のだということが見えやすいのです。食べている間、そして食後
のあなたの態度も食べ物自体と同じくらいに大切です。

　現代では、食べ物や飲み物の種類が溢れるほどたくさんありま
す。その中から選ぶのは混乱することもあるかもしれません。食
べ物に関しては、土地のもの、旬のもの、この二つを探せば間違
いありません。食べ物を選ぶ際には、あなた個人の体質、あなた
の現在のバランスの整い具合、あるいは乱れ具合、あなたのアグ
ニの状態を考慮することが最も大切です。こうしたことを今まで
考えたことがなかったなら、これから徐々に取り入れるようにし
てください。本書で提供する情報をもとに、自分と家族のために
注目すべきバランスを整える食べ物飲み物のリストを作りましょ
う。時間が経つにつれどんどん楽になります。一度に全部やろう
と思わないでください。

買い方を再考する

　多くの人が食料品の買い出しに怖気づいています。子供の頃に
この買い出しをする機会がなかったのかもしれません。これは楽
しいことなのですよ！　食料品の買い出しは、自分を育み慈しむ
過程の大切な一部です。今これを読んでいるあなたの態度をよく
観察してください。心の中でなんと言っていますか？　「私はそ
ういう人間だから」という自己像に執着していませんか？　エゴ
は自分が正しいという考えにしがみつきます。正解でいるために
はなんの犠牲も厭いません。たとえそれが意味のある変化であっ
たとしても。

　食べ物や飲み物を手に入れることに対する抵抗を今すぐ手放し
てください。あなたの人生における食べ物と飲み物の意味と、重
要性に対して感じている抵抗を手放してください。自分の前に両

手を出してお椀の形にして、その中に抵抗を閉じ込めてください。ぱっとその手を開いて、その中身を手放してください。

　次の質問に対する自分の答えを出してください。

●感情を避けるために食べ物や洋服やその他のものを買うことはありませんか？
●感情を避ける、あるいは感情を閉じ込めるために、良い食べ物を買うことはしないけれど他のものを買うことはありますか？
●体に良い食べ物は少し高価だから、あるいは見つけるのが少し手間だから、という理由で、良いものを買うことに気が乗らないということはありませんか？
●中身の良し悪しに関わらず、食べ物はいつも馴染みあるメーカーのものしか買わないということはありませんか？
●食べることを通して自分の健康の手入れをするよりも、車やその他の道具の手入れに手間をかけているということはありませんか？

　大きな洗脳を解いてその向こう側へ行くにあたって次の重要なポイントを考慮してください。

●新鮮で健康的で加工処理されていない、化学物質などで汚染されず育った食べ物だけを消費することを自分と家族に誓ってください。あなたと家族、そして地球に対してあらゆるレベルで大きな見返りがあるでしょう。
●買い物の指標になるように、買い物リストを作成しておくだけではなく、その日の新鮮なものに対してもオープンな気持ちでいてください。
●農薬や殺虫剤、化学肥料、ホルモン剤、抗生物質は見えないし味がしないし臭いもないからといって、食べ物に入っていないわけではありません。これらは食べ物だけではなく飲料水にも入って

います。そしておそらく健康と幸福に負の影響を与えています。

●数百円節約するために安価の市販食品を購入することは、低品質の食べ物によって出てくる問題を治すために、薬と医者代で大金を積むということ。質の良い物を買うために数百円多くお金を使ってください。

●書かれていることすべてを信じないでください。質問し、探求し、自分の経験に意識を向けてください。

　買い物中の意識を高めるためのシンプルな道具があります。買い物前にグラウンディングをして大地とつながり、あなたの内にある源と結びついて、自分のエネルギーを清めてください。その方法は次の通りです。

　まずは一息ついてください。そして頭の中で左右の眉毛をつなぎ、その真ん中から真っ直ぐ後ろに線を引くことを思い描きます。両耳の上端は横に線を引いてつなぎます。その二本の線の交差点が頭の中心です。意識を頭の中心に置きます。脊柱の基底部から地球の中心に向かって、エネルギーコードが降りているところを想像してください。好きな太さのコードで構いません。エネルギーコードを地球の中心にくくりつけたら、スイッチを入れて、「解放」します。あなたではないものすべてをそこに解き放ちます。「こうあるべき」「こうであるはず」、などと言うあなたのものではないあらゆる声や意見を解放します。あなたが大地にグラウンディングして、自分のものではないものを放出していくのを感じてください。地球があなたを強くしてくれます。あなたがこの瞬間の自分の中心と真実を見つける手助けを、地球にしてもらいましょう。この手順は、目を開けていても閉じていても、ものの数秒で完了します。立っていても座っていても横になっていてもできます。次に、エネルギーのシャボン体であるオーラがあなたの体を包む様を想像してください。体をすっぽりと覆い囲むオーラを描

き、この中ではあなたではないものを一切存在させません。この状態で食べ物の買い物をし、この明晰な空間を楽しんでください。

　週に一、二回は市場に行きましょう。暮らしの中でこの時間を大切にし、楽しんでください。家族に買い物を頼むなら、必ず明確な買い物リストを作成して、意図した物が買えるようにしましょう。買い物に対して熱意ある姿勢を保ちましょう。変化を遂げつつあるときに家族で買い物をするのも時としては有効です。経験あるガイド役と一緒に新しいリストを作り、それを探求してください。　自分の軸がしっかりしていて冷静な気分で居られるときに買い物に行きましょう。お腹を空かせていたり感情的だったり疲れているときは買い物に行かないようにしましょう。もしあなたが終始買い物にはそぐわない体調または心理状態なら、自分の優先事項に沿った生き方ができているかどうかを検証してください。なんらかの物事に対して「ノー」と言えるようにならないといけないのかもしれません。自分の用事の一部を人に委託して、もっと睡眠をとるようにしないといけないのかもしれません。

　お気に入りの健康食品店や地元の農産物直売所の営業時間をチェックして、それに合わせてスケジュールを組むようにしてください。あなたにはそれだけの価値があります。農産物の販売責任者や販売員と良い関係を築いてください。食べ物の生産者についてできる限り多くを知り、彼らの仕事に感謝してください。あなたの食べ物を取り扱っている人たちなのですから。

　買い物という経験を冒険に見立てましょう。地元の農家を訪問して彼らのことを知ってください。彼らがなにをどのように育てているかを学んでください。子供たちも参加できるような年齢になったら、一緒に参加させてください。自分の食べる物がどこで育っているかを見ることは、子供たちにとっても素晴らしい経験です。

　プラーナを多く含んでいる食材だけを購入してください。食べ物がプラーナを放っていないなら、それを買ってはいけません。

可能な限り、地元の新鮮な農産物を買いましょう。その農産物があなたのドーシャに合っているものだとしたら、旬の地元の食材は、あなたの体のバランスを一番しっかりと整えてくれるはずです。あなたのエネルギーの周波数を高めてくれる食べ物を選ぶということは、地球における意識を高めるということでもあるのです。

　プラーナは生命力というだけではありません。意識でもあるのです。食べ物に存在するプラーナを感じられるようになる、簡単なエクササイズを紹介しましょう。まず、日常の暮らしの中で、ほんの少しの間手を休めます。目を閉じて、先ほど見つけた頭の中心、中立を保てる場所、松果体の真上に意識を移します。頭の中心を想像するだけで十分です。なにかを視覚化する必要はありません。頭の中心から頭頂を結ぶ白いエネルギーの糸を思い描いてください。次に、胸の中央にある、とても甘やかな1点を思い浮かべます。頭の中心点と胸の中心点を光の糸でつないでください。深くたっぷりと呼吸を5回繰り返します。目を開けて、両手を数回こすり合わせて温め、両手のエネルギーを目覚めさせます。なにも感じなくても、想像するだけで十分です。

　このような練習をするのが初めてなら、まず両手を開いて手のひらを向かい合わせにして離し、ゆっくりと両手同士を近づけます。ゆっくりと行ってください。手のひらに何か感じられるはずです。それがあなたのエネルギーです。硬く感じるかもしれないし、軽かったり暖かかったり、冷たかったりチリチリしたり、その他いろいろな感じ方をするかもしれません。すべて正解です。こうしてあなたの感覚を目覚めさせた後は、手のひらをゆっくりと食材に近づけ、なにかを感じないか、様子を見ます。微細ななにかかもしれないし、とても強く感じるかもしれない。なにも感じないかもしれません。ゆっくりと動かしながら、意識を頭の中心に据え置きます。何点かの食材を比較して違いを観察してみましょう。感じたことを声に出して言ってみましょう。大丈夫です。

声に出すことで自分の経験を認めることができるのです。頭の中の声が「こんなことは馬鹿げている」と言い張っても、笑い飛ばして、とにかくこれを続けます。

　家で新鮮な食材を数点使い、からっぽのビニール袋のような、生気のない物を使って、プラーナを感じる練習をしてみましょう。違いを感じてみましょう。

　物に対してなにも感じないということは、そこにプラーナがないということです。プラーナを持つ他の食べ物を選んでください。プラーナのない食材はアーマへと姿を変え、代謝毒として体内に蓄積し、これが病気の原因となります。

　プラーナを感じることは、大人、子どもともに素晴らしいエクササイズです。あなたが消費するすべての食べ物と飲み物に対して実行できます。プラーナのある食べ物とプラーナのない食べ物と、それぞれ食べた後でどう感じるかを観察してください。プラーナを放つ食べ物を食べたり飲んだりすれば、大きな活力が生まれ、健康が改善します。ですから適切に食べ物を選び抜いてください。

　地元の食材を買って、地元の農家と地域を支えてください。農業は大変な仕事です。人、動物、地球にとって健全な農業の営みを支えるのです。一番良いやり方を見つけるためには、多少の調査と勉強が必要かもしれません。

　健康食品店の商品はすべて体に良いものだと決めつけてはいけません。同様に、「オーガニック製」、あるいは「自然」と謳っているからといって、消費にふさわしいものだと思い込むのもいけません。こうしたものの多くは過度に加工され、プラーナは失われているか、あったとしてもほんの少ししか残っていません。食べ物を育てるためには、有機栽培、無農薬、バイオダイナミック農法、自給的農業、あるいは商業的農業といった様々な手段があります。それらを学んでください。地域によって幾分の差もあるでしょう。「有機栽培」を謳いながら、政府規格によって数多く

の疑問視すべき物の使用が認められています。自分で調べて、買い物時には、意識的な選択をしてください。

　地域の農産物直売所や農産物の出店は、本当にその土地で採れた食材が売られているとすれば、大抵の場合はとても良い物が見つかります。生産元がはっきり分からないなら、どこでどのように育った物かを尋ねてください。あなたの質問に答えてもらえないなら、そのとなりの出店へ行った方がいいかもしれません。その方が新鮮な食材が手に入るうえ、農家の人たちとの交流できて、それが健康と調和という点において、あなたと農家の人たちに恩恵を大いにもたらしてくれます。

　完璧な見た目ではない果物と野菜にもプラーナがあるかもしれません。果物や野菜の表面に少し傷が付いているからといって、あなたにもたらされる味と栄養にはほとんどなんの関係もありません。1960年代のある時期、スイカの表面に小さな傷が付いているからという理由で、祖父が大きな食料品店ではその季節のスイカを一切卸せなかったことを覚えています。中身は完璧で綺麗なスイカだったのに。スイカには病気はありませんでした。

　どのような場合でも、プラーナを感じてください。見た目や農法がどうであっても、プラーナがなければ、体、心、魂のためになりません。倉庫の中やトラックの上に長い間積まれていたら、あるいはあなたの冷蔵庫の中に長く閉じ込められていたら、プラーナが残っていたとしてもごくわずかです。プラーナのある食材を選んでください。

　近所の人とあなたの家で獲れた果物や野菜を交換する方法を見つけてください。あなたの果樹が自分たちで食べられる以上に実をつけたら、友達もかり出して熟れた果物を配りましょう。無駄にしないでください。近所で交換し合えるグループを作ってください。余ったものはフードバンクに引き渡す、あるいは人助けで役立ててくれる誰かに預けてください。すぐに喜んでくれる食べ

物の受取手が見つかるはずです。

　加工食品はできる限り少なく抑えましょう。加工食品はプラーナを持たないものがほとんどで、体内でアーマになるうえに、埋め立て行きのゴミを増やすばかりです。加工食品を買うことを選ぶなら、くまなく原材料リストに目を通してください。リストに載っているもので分からないものがあったら、食べてはいけません。保存料の摂取は有害です。栄養成分を見るときは、一般的に記載されているのは加工前の栄養素含有量です。そこに記された栄養素はほんの少ししか存在していないし、あるいは体に吸収できる分もごくわずかです。新鮮で加工されていない食材を選ぶ方が、健康になれて費やすお金も少額になるし、埋め立て地への貢献度も下がります。

　お店や直営販売所へ行くことを、新しい創造の可能性を見つける冒険と考えてください。

あなたのキッチンとダイニング

　キッチンとダイニングを神聖な場所として称え、尊んでください。つまりそれはどういうことでしょうか？　そこに自分という実在の最善と高潔をもたらすのです。手がける前に一呼吸おいて、今から手がけようとすることがなにか、つまり愛と感謝を込めて滋養溢れる食べ物を調理するということだ、と意識的に認めます。この領域には他の活動を持ち込まないでください。特に、あらゆる負の感情や激しい議論は部屋の外に置いてきてください。キッチンとダイニングは食べ物を調理し、食べるためだけの場所とし、仕事、テレビ、映画、その他の外向的な活動の場にしないために最善を尽くしてください。

　これから家を設計したり建築したりするなら、キッチンを角にするか、神聖なエネルギーの集合が高められるように、他の部屋

と切り離してください。東南の角が理想的です。キッチンは通り抜けられないようにしてください。可能なら、キッチンの窓からハーブや野菜園がのぞけるようにしてください。食事に使えるハーブや野菜を見ると、食材がどこから来たのか、いかに自分も自然の一部であるかという甘い思いが広がります。小さいオープンフロアの家でキッチンスペースが開かれているなら、テレビ、パソコン、その他の電子機器は装飾用の布で覆い隠してください。これは単純なことですが、食事の準備と食べることのエネルギーを他のものと分けておくことができます。さらに、適度な換気と自然光を取り入れることも大切です。

　キッチンとダイニングの空間からごちゃごちゃしたものを排除してください。この空間を清潔で魅力的で心地良い場所に保つことで、食事の消化と喜びを最大限に守ることができます。この空間のエネルギーを、栄養、養育、平安、自由、そして愛に設定します。この2つの部屋を、落ち着いて居心地の良いアートと家具で飾ってください。ここはなにか特別なことが起きる場所だと認識してください。事実そういうことがこの部屋で起こります。あなたが自分と、そして共に準備し食事をする他の人たちとつながることを、この空間に支えてもらってください。

　買い置きの食材に対しても、同じように心を砕いてください。食料品と調理器具は、手の届きやすいところに置きます。必要なものがすぐ見つかるように整えてください。使っていない調理器具は処分してください。ハーブやスパイス、その他の食料品の保存にはなるべくガラス瓶を使用して、中身を忘れないようにラベルを貼りましょう。キッチンの整理整頓をすることで料理の過程がスムーズになります。そして直感と創造性のエネルギーもずっと楽に流れるでしょう。材料が見つからなくて腹を立てたら、そのエネルギーは食べ物に届くのだということを覚えておいてください。乾燥したスパイスの保存期間は6ヶ月かそれ以下です。冷

暗所や遮光の保存容器に保管してください。戸棚や冷蔵庫の古い
スパイスや食べ物は捨ててください。

　調理器具を厳選してください。一人か二人のための料理なら、
電化製品ではなく手動の道具で事足りるかもしれません。手を使
うと食べ物にそのエネルギーが込められます。電化製品を使うの
は最小限に控えましょう。

　調理器具の品質も大事です。アルミ製とテフロン加工のものは
避けてください。そのどちらからも、人体と環境に有害な原料が
染み出ています。良質のステンレススチール製、銅製、鋳鉄製、
ガラス製の料理器具が妥当です。近頃では、毒性が無い自然釉の
かかったハンドメイドのとても良い素焼き鍋や皿が手頃な値段で
見つかります。自然素材の素焼き鍋には陶芸家の愛のエネルギー
がこもっていて、それが素敵な形で調理に加味されます。

　質の良いステンレススチールの圧力鍋は、特に穀物と豆類の調
理に便利です。水につける時間が短くて済む、もしくはその手間
が省ける上に、調理時間を大幅に削減することができます。私は
子どもの頃に圧力鍋の蓋が吹き飛ぶというサムスカーラを抱えた
ために、何年もの間、圧力鍋を使うことに抵抗がありました。一
度は購入したものの、使わずに人にあげてしまったほどです。自
分のサムスカーラの程度に気づき、圧力鍋は簡単に安全に使える
ことを目にして、私は癒され、前に進むことができました。今の
圧力鍋は正しく使えば非常にしっかりしていて安全です。

　食材を楽に切れるように、よく研いだ包丁を一揃え持っておき
ましょう。道具の効率を良くしておくと、下ごしらえの過程を負
担に思わずに楽しむことができます。使いやすい研ぎ石も売られ
ています。電動の包丁研ぎ器も安価で購入することができます。

　あなたが料理に込める正のエネルギーは鍋や器具に集まり、そ
れがあなたや家族の幸福に尽くします。調理器具は食べ物と飲み
物の準備のためだけに使用して、それで工作をしたり、他の物に

使ったりしないようにしてください。調理器具はキッチンに保管します。そうすればそこにあなたの愛のエネルギーが集まります。良いエネルギーが鍋や調理器具に集まることが馬鹿げた考えに思えるなら、次回の食事の際に、ある実験をしてみてください。誰にも告げずに、調理器具と食材に意識的に愛のエネルギーを送り込んでください。その料理を出すときになにが起きるかを観察してください。皆のコメントをよく聞き、食事中と食後に自分がどう感じるかに意識を向けてください。自分で確かめるのです。皿や器やカトラリーは自分用の特別なものを揃えたくなるかもしれません。ならば、そうしてみてください。そして違いが感じられるかを確かめてください。

　電子レンジは、移動させるか避けてください。食材のプラーナを破壊するからです。電子レンジは、使用中に近くにいるあなたのエネルギーに介入します。捨てることも考えてみてください。まずはキッチンの外に出してください。それでどれだけ心地よくなるかを観察してください。最初は電子レンジなしで食べ物の準備にかかる時間を把握する必要があるかもしれません。でも、大変に思えることよりも、利点の比重の方がすぐに上回ります。

　私はある友人の説得によって電子レンジでお湯を沸かしたことがありました。その差は明らかでした。お湯の味は平坦で、生気がありませんでした。子供の理科の実習で電子レンジの使用に取り組んだというある興味深い報告があります。同じ種類で同じ大きさの植物を２つ用意して、そのうちの一つは水道水をやり、もう一つには電子レンジで温めてから冷ました水をやって育てました。電子レンジの水をやった植物はたった三日でしおれ、もう一方の植物は青々としていました。これだけではまだ確信が持てないなら、自分でやってみてください。他の誰かが新聞やラジオで健康被害について報道してくれるのを待つよりも、自分で証拠を集めてください。あなたは食べ物と呼ばれている生気のないもの

を食べてはいませんか？

調理の基礎

　調理というのは一つの表現です。目的を持って自分を差し出し、単調退屈などと思わず、独創的に進めてください。信頼、受容、創造性、平安、喜び、自由で自分を満たしてください。本書の後半にある「瞑想」の章で提案するエネルギーをクリアにするための瞑想のように、自分のエネルギーを清らかにし、グラウンディングで大地に根ざし、自然と自分を調和させてください。特に調理前に恐怖心と怒り、無意識を解き放って下さい。

　怒りと負の感情を手放すことができないなら、誰か他の、清らかでいられる人に料理してもらうようお願いしてください。それが無理なら、自分自身が清らかになれるまで料理を待ってください。負の意識と執着を明け渡すことができたときにあなたのエネルギーは浄化します。想像の力でもっと高次レベルの創造性と意識と自分とをつないでください。やり方がわからないと思うなら、いったん手を休めましょう。もし可能なら目を閉じてください。自分が階段を一段上る様を思い描いてください。それと同時に、体でその感覚を味わおうとしてください。もしかしたら、それはちりちりする感覚かもしれない、暖かさやひんやりした感触があるかもしれないし、あるいは全然別のことを感じるかもしれません。まずは片足を動かし、次に反対の足を動かします。このエクササイズに心を沿わせる、ただそれだけでも自分の波動を高めることができます。

　思考と制限のある思い込みを飛び出してください。今の境界線を越えてください。自然と、そして宇宙の高次の波動と調和してください。あなたは神聖なる現実の一部であることを知ってください。そこに自分の身を置いてください。たとえ一瞬であっても、それがあなたの態度とエネルギーの変化を刺激します。自分自身

を面白おかしく笑ってください。

　あなたの態度とエネルギーは食べ物に入り、後に食べた人の中に入ります。あなたの両手のひらと5本指は5大元素に直接の関わりがあります。その同じ五大元素があなたの調理した食べ物にも存在します。元素の組み合わせこそが、食べ物が神聖たる由縁です。あなたの調理した食べ物は、健やかさを育むか、関わる人の波動を下げるかのどちらかです。この低い波動が健康と調和を損なうのです。

　自分のエネルギーを浄化できたら、創造性に富んだ作業が可能です。料理に馴染みがないなら、あるいは古いやり方を改めようとしているなら、変化は過程なのだと気づいておいてください。料理中に食材を見て触って聞いて、これを感覚的な経験にしてください。過程の中でしっかりと自分を存在させてください。新しい活動がすべてそうであるように、上手く料理出来るときとそうでないときがあります。毎回の冒険で学びを得、その学びを次回に活かしてください。ウパニシャッドの中にこのことをうまく表現する節があります。

万物が食物を粗末に扱いませんように
呼吸は食物です
体は食物を食べます
体は呼吸の上にあり
呼吸は体の上にあり
食物は食物の上にあります
このことを知る者は食物に恵まれその魂は磨かれます
　　　　　　『タイッティリーヤ・ウパニシャッド』11.7

　料理はごくシンプルにとどめます。プラーナの溢れるものが2品から四品もあれば、十分盛りだくさんの一食が完成します。本

書にメモするか、メモ用紙に書きとめてください。レシピは素晴らしく頼れますが、絶対的なものではありません。たくさんのアレンジが可能です。レシピのアレンジを楽しめば楽しむほど、興味深い結果が生まれるでしょう。練習と手放しを繰り返すうちに、最終的には使える食材を見るだけでバランスのとれた楽しい食事を思いつくことができるようになるでしょう。創造的になれないときは、本書がその可能性を思い出せてくれるでしょう。

　たとえば、マフィンを焼くなら、最初にレシピをチェックして、次に戸棚を見て、今ある食材はなにか、代用できるものはなにかを確認します。多くの場合は、レシピにあるものをすべて使わなくても大丈夫です。それでも美味しいものが出来上がります。様々な穀物が素敵な小麦粉の代用品になります。ナッツ、レーズン、その他のドライフルーツや生の果物を入れることもできます。一番大切なのは、レシピの真髄を知ること、あるいは作ろうとする食べ物の種類を分かっておくことです。いつもの考え方よりも一歩先に進んで、探究心を持って柔軟に取り組んでください。たくさんの美味しい可能性がそこにはあるのですから！

　調理法はドーシャと体に影響します。一般的な調理法はたくさんあり、そのどれもが様々なバランスと調和の機会を提供する性質として、食べ物の中に宿ります。付録Eはそれぞれの調理法と食材に与える性質のリストです。調理法自体は普通のものばかりですが、これを知ることで、バランスをもたらす食事計画を作成する際に、調理法が体に与える影響を参考にすることができます。たとえば、冷えと乾燥を感じているなら、大抵の場合これは増えすぎたヴァータの影響なので、ブレンダーにかけたもの、オーブンで焼いたもの、水に浸したものがヴァータのバランスを整え、ヴァータを減らすのにぴったりです。へとへとだったり具合が悪くなる寸前のように感じているときは、軽く煮たスープが消化しやすく、アグニへの負担も軽く済みます。重たく気だるく感じて

いるときは、スプラウトと蒸し野菜のような軽いものを食べましょう。自分で感じる乱れたバランスの状態と真逆の性質で調理してください。

　似たものは似たものを引き寄せ、相反するものは今の状態にバランスをもたらす、このことを覚えておいてください。バランスと調和を取り戻るのに必要なものはなにか、いつもそこを見つめてください。ドーシャは動的なので、あなたの内側と外側にあるすべてに呼応して変化しています。季節や、生活様式、人生の段階の変わり目、これらすべてにおける移行期が、ドーシャのバランスを保つために調整を必要としている時期です。

　どのような調理をしたかと食べ物に現れる結果を結びつけて考えてください。料理をしているときに創造性を発揮し、光と愛に溢れ、受容の姿勢でいることができたら、味覚、視覚、自己意識を満足させることができます。食べ物と飲み物に愛と感謝を込める以外に、自分のため、そして人のためにできることでこれ以上に素晴らしいことが他にありますか？

　悲しみ、怒り、落ち込み、不満を感じることが習慣化すると、自分には選択肢があるのだということを忘れます。選択肢がないように感じたら、選択肢があるかのように振舞ってください。その選択肢があったらきっとこうするだろうという行動を取ってください。意欲的になり、手放して、態度が変わることを自分に許可できれば、あなたの視点はあっという間に変化します。そして自分のことを面白おかしく笑うのです。

　あなたの調理している食べ物にプラーナがあれば、料理中も食べている間も、あなたが意識してさえいれば、その好い影響が感じられるはずです。ただ少しの練習と時間が必要なだけです。食べ物飲み物と仲良くなってください。その力を借りて、すべての命、自然とあなたとをつないでください。

　自分のための食事を作っている、その豊かさに身を捧げている

ときの自分がどう感じているかを観察しましょう。食材を育てて
くれた人、あなたに届けてくれた人に感謝をし、自分とすべてと
のつながりを感じてください。そうすれば食後の気分はずっと良
くなり、全体の幸福感も高まります。そのために必要な時間はほ
んの一瞬です。

　食事の準備に友人家族を巻き込んでください。一緒に料理をす
れば絆が強まり、彼ら自身の神聖なものとの結びつきも強くなり
ます。なにもかもに完璧を求めていませんか？　どこを手放すこ
とができますか？　どこなら他の人に任せることができますか？
料理中は愛と感謝に意識を傾け、完璧主義を手放してください。
偽りのない心からの感謝の気持ちがあらゆるレベルで大きな違い
を生みます。

　本書では、食材をタイプ別に分けています。動物性の肉を食べ
る人も、態度、清らかさ、調理において、同じ原理を適用してく
ださい。

　料理を進めながら、同時進行で片付けもしましょう。そして食
後すぐにも片付けましょう。料理と後片付けは同じです。朗らか
で無私の態度がキッチンと食材に調和をもたらすのです。汚れた
食器をシンクに放っておかないでください。キッチンに汚れたお
皿と食べ物を放り出しておくのは、頭の中を乱雑に散らかしてい
るのとほとんど同じことです。掃除をして、ここにはなにも残さ
ないでください。

　自分のための料理を意識的に行っていると、ちょうど良い分量
の料理が簡単にできるようになります。食べ物のプラーナは、調
理直後や食べずに置いてある状態のときからみるみる減っていき
ます。残り物にはプラーナがほとんど存在していません。

　一回の食事で料理しすぎたら、必要な誰か、友人家族にあげて
ください。古くなるまで冷蔵庫に入れたり腐らせたりしないで、
新鮮なうちにあげてください。残り物を食べるなら、調理後八時

間以内にしてください。食べる前に室温まで戻すか、お白湯を加えてから食べてください。再加熱すると、残ったプラーナがすべて破壊されます。残り物と出来立ての食事とでは食後の感じ方がどう違うかを観察しましょう。プラーナに溢れた新鮮な食べ物を食べることを意識的に選択してください。そうすればあなたの健康と活力が高まるでしょう。

いつもキッチンには基本食材を揃えておきましょう。全粒の穀物、豆、ギー、油、スパイス、生や乾燥ハーブ、自然甘味料、ナッツ、ドライフルーツ、新鮮な果物、新鮮な野菜を基本食材リストに入れてください。まずはとっかかりとして、本書に記載したサットヴァの食材リストを意識してください。そしてあなたの体質にバランスをもたらす食材を選びます。新しいタイプの食材を使うようになるかもしれません。次の情報は、これらの食べ物をよく知るのに役立ちます。

パスタやクスクスのように精製された穀物よりも、全粒の穀物を食べてください。たとえばスティールカットオーツ、丸麦（パールバーリー、精白した大麦と同じ）、きび（ミレット）、挽き割りのオーツ麦、挽き割りの蕎麦の実、ブルグア麦、アマランサス、テフ、キヌア、バスマティの白米や玄米、ワイルドライス等が挙げられます。全粒穀物は、調理時間が長くかかるからという理由で、多くの人が尻込みをしています。一晩もしくは調理前の数時間水に浸せば、調理時間は半分以下になります。きれいな手を使って、水が透明になるまで清浄な水で穀物を研ぎます。キヌアのように、穀物によっては粉でコーティングされていて非常に消化しづらいものがあります。穀物を浸した水ごと調理してください。ハーブティーや薬効のあるお茶を使ってお茶の味と性質を足して穀物を炊くこともできます。

豆類は、挽き割りのムング豆（緑豆の皮をとって半分に割ったもの）、ホールのムング豆（緑豆）、アズキ、ガルバンゾー（ヒヨ

コ豆)、挽き割りエンドウ豆、赤レンズ豆、ウーラッドダル(黒レンズ豆の皮を取った白い豆)、茶レンズ豆、その地元産の他の豆を使うことをお勧めします。手に入れられるのであれば、新鮮な豆を選ぶと良いでしょう。豆は簡単な技を使えば調理と消化が楽になります。調理前に四時間〜八時間(一晩)水に浸してください。豆を浸した水は捨てるか、コンポストがあるなら堆肥用にとっておきます。アサフェティダを加えて料理すると、消化が楽になり、味も深まります。昆布やワカメを始めとする海藻を足すことで塩味と微量ミネラルが加わります。豆をいったん沸騰させてから、ことことと煮ます。鍋に蓋をし、それを少しずらして、豆から出るガスを逃します。圧力鍋があれば、豆の調理はずっと早く簡単にできます。圧力鍋の情報とコツに関しては、halepule.jp を参照してください。

挽き割りのムング豆とレンズ豆は、風味を引き出すために軽く炒めると美味しくなります。鍋にギーか油を入れて豆を入れて火をつけ、数分かき混ぜます。スパイスを加えて香りが立つまで熱します。一、二分たったら鍋にお湯を加えます。風味を出すために、冷水ではなくお湯を入れてください。ウーラッドダルとチャナダルはどちらも活力が豊富ですが、単品で食べると重さが勝つため、挽き割りのムング豆や挽き割りエンドウ豆、レンズ豆と組み合わせると良いでしょう。

海藻はビタミン、葉緑素、酵素、食物繊維、天然塩を豊富に含んでいます。海藻は消化しやすい栄養素が満点なのです。海藻には、昆布、海苔、ヒジキ、アラメを始めとするたくさんの種類があります。そしていずれも様々な特色を持っています。養殖された人工乾燥のものではなく、天然物で、持続可能な収穫の後に天日干ししたものを探してください。あなたの住まいに近い海で採れたものを選ぶと良いでしょう。

次に、炒めるのに使用したり、食材に風味を足すための油で

す。ギーは、オーガニックの無塩バターから自分で作ることのできる非常に特別なアイテムです。あるいは、すでにギーの状態で売られているものを購入することもできます。バターを生化学変化が生じるまで熱したものが、ギーです。バターに比べて抽出作用が高く、アグニとドーシャのバランスをよく支えます。バターは血管に詰まりやすい性質の食材ですが、その一方で、ギーは毒素を引き抜きます。火を通すのに使ったり、または調味料として使用してください。アグニを刺激し、消化を改善します。アーユルヴェーダでは、ギーを薬として内服したり、外から塗ったりして使用することもあります。

　法律で定められた通り、ギーを店の冷蔵コーナーで見かけるかもしれませんが、ギーは冷蔵するとその良い効果が薄れます。ギーは戸棚の中で室温で保管しましょう。使用済スプーンや濡れたスプーンなどで汚染しないように注意してください。適切な保管をされているギーは年数とともに熟成していきますが、汚染されたギーはカビを生やします。付録Aや halepule.jp でギーの作り方ガイドをご覧ください。

　ゴマ油、ヒマワリ油、オリーブ油、アーモンド油、ココナッツ油、アボカド油、マカダミアナッツ油等の油は、適量を使うことでその効果を発揮します。冷暗所に保管し、使用前に匂いで鮮度をチェックしてください。悪臭のする油は人間と動物の両方にとって有毒です。そのような状態の油はディーゼルエンジンの燃料用に使ってください。人用ではありません。高温で調理すると油が分解され、食べる人の不調の原因になります。ほどよい温度と低温で調理をして、このような問題を避けてください。食材は、適温での調理によって多くのプラーナを残すことができ、味がよくなり、消化が楽になり、結果、栄養の吸収率が高まります。

　自分の体質に合わせて最適な油を選びましょう。一番消化に良いのは、コールドプレス（低温圧搾法）で絞られた、未精製の油

です。スパイスは、最初に油で香りが立つまで熱してプラーナを目覚めさせてください。そのあとで野菜を入れてよく混ぜ、適量の水を加えたら、ことこと弱火で煮ます。野菜のやさしい炒め蒸しです。この調理法は、すべてのドーシャのバランスを保つことができます。

　内容物が不明瞭な加工油脂は避けるほうが良いでしょう。「植物油」「サラダ油」などと表示されている製品も使わないでください。正確な原材料は知られていないのと、品質の劣るものを使っていると考えられるからです。これは意識を高めるべき分野です。この製品を卸している企業が原材料に満足しているなら、もしくはせめて原材料を把握しているのなら、それはきちんと明記されているはずです。品質の劣る製品は、劣っているのだからその分安価です。低品質の製品を使用すれば、自分の気分と幸福感でその代償を払うことになるでしょう。

　スパイスとハーブはそんなに不可解なものではありません。適切な使い方をすれば、食べ物に良い効果をもたらします。適量を使い、各々の特徴に沿って正しく組み合わせることができれば、バランスを整え、消化を助け、味わいを良くしてくれる、とても素晴らしい食材です。過剰な使い方をすれば、消化の妨げになりかねないばかりか、心の活動を過度に増やす原因にもなります。

　ハーブは自分でプランターで育ててもいいし、農産物直売所やお店で購入することもできます。ガラス瓶にハーブを入れ、水を振り入れて、冷蔵庫で保管してください。大抵のハーブはこうした方が長持ちします。すべてのハーブとスパイスは、体を温める、冷ます、消化を助ける、などの働きをすると同時に、食事の味と質のバランスを整えることができます。

　次のスパイスガイドでハーブとスパイスを最大限活かせるように、その使用法を初心者にも分かりやすく記しました。ハーブとスパイスに馴染みがないなら、まずは一度に一種類か二種類だけ

を試してください。大量の砂糖やカフェイン、塩、その他の化学薬品を含む加工食品を普段からよく使う場合は、クミン、コリアンダー、生のショウガ、ターメリックなどのスパイスを使って自分の変化を助けてもらってください。

　使いたいスパイスを選んだら、このリストにある順番で火を通しましょう。硬い種を最初に入れます。味を引き出すまで時間がかかるからです。生のハーブは仕上げ近くで投入してください。風味を引き出すために、火を通す直前にすりこぎですり潰しても良いでしょう。

コリアンダーシード

「甘味」のスパイス：
　　カルダモンホール
　　シナモンスティック
　　コショウの実（ホール）
　　クローブ

ブラックマスタードシード

クミンシード

ナッツ：
　　アーモンド
　　カシューナッツ
　　ヘーゼルナッツ
　　ピーカンナッツ

芳香を放つもの：
　　フェヌグリーク
　　カレーリーフ
　　アサフェティダ
　　フェンネルシード
　　ローリエ

生のカレーリーフ

ゴマ

生のココナッツ

ドライココナッツ

ターメリック（生、パウダー）

ショウガ（生、パウダー）

生の唐辛子 *

生のニンニク *

生のタマネギ *

　次のスパイスは、消化補助のスパイスです。生のもの、乾燥したホールのもの、あるいはパウダー状のものが入手できます。生のスパイスが理想的ですが、どのタイプでも大丈夫です。パウダー状になると性質が変わるスパイスもあります。たとえばショウガはパウダー状の方が熱と乾燥の性質を強く持ちます。プラーナを最大限保つために、スパイスは冷暗所で保管しましょう。光がプラーナを分解します。

アサフェティダ（ヒング）
　◆ガスやはげしい腹痛を散らす、豆類、野菜の調理に最適
　◆寄生虫を駆除し、腸管を浄化
ローリエ
　◆温の効果、消化補助
ブラックマスタードシード
　◆消化補助
　◆ガスと毒素を一掃
　◆循環の刺激
　◆ヴァータを減らす
黒コショウ

◆ピッタを上げ、ヴァータとカパを静める

◆消化の毒を破壊

◆過度に摂取した生の食べ物の解毒剤

カルダモン

◆アグニの刺激

◆すべてのドーシャを静める

◆体内の喜びと活力を増やす

◆牛乳によってできた粘液の中和

シナモン

◆ヴァータとカパを静める

◆血行、心臓、腎臓の強化と調和

◆消化、温の作用

クローブ

◆熱の性質、消化補助

コリアンダーシード

◆冷の性質、ガスと膨満感を散らす、消化

◆すべてのドーシャを静める

◆尿路を整えるのに最適

クミン

◆ガスを散らす、消化補助

◆辛い食べ物の毒消し

◆ヴァータとカパを静める、適量摂取ですべてのドーシャのバランスを整える

フェンネル

◆冷の作用、消化

フェヌグリーク

◆温の作用、消化

◆ヴァータとカパを静める

◆全身の活性化と調整

ニンニク *

   ◆温の作用、少量摂取でアーマを減らす

   ◆ピッタを増やし、ヴァータとカパを静める

   ◆天然抗生物質

   ◆過剰摂取で心を鈍らせていらいらさせる

ショウガ

   ◆ヴァータとカパを静める

   ◆ガス、はげしい腹痛、吐き気の緩和

   ◆アグニの刺激

   ◆体内の毒素の消化

サフラン

   ◆すべてのドーシャのバランスを整える、消化、冷の作用

   ◆生理周期を整える

   ◆愛、献身、思いやりを増やす

ターメリック

   ◆すべてのドーシャのバランスを整える、熱の作用

   ◆血、心、肌の浄化

   ◆適量摂取で抗炎症作用

   ◆チャクラ、微細エネルギーの経路を清め、靭帯を回復させる

   ◆たんぱく質の消化を助ける

   ◆バランスのとれた代謝の促進

昆布

   ◆消化、重金属の除去

レモン

   ◆ピッタを増やす

ライム

   ◆すべてのドーシャのバランスを整える

タマネギ **

◆強化
◆食欲増進
* ラジャスを増やす（調和のとれた心を望むなら最小限に抑える）
** ラジャスという声もタマスという声もどちらもある（調和のとれた心を望むなら最小限に抑える）

　欧米では、乳製品の消費は悪しきことのように言われています。アーユルヴェーダ的には、乳製品はできる限り本来の純粋な状態で摂取するのが最適とされています。つまり、ホルモン剤、抗生物質、保存料、残留除草剤と農薬の含まれていない乳製品のことです。さらに室温もしくは温かい状態で摂取することも外せません。完全放牧の、人道的に扱われた牛か山羊からしぼった乳でできた乳製品が理想的です。乳製品は、動物からの滋養あふれる素晴らしい贈り物で、その性質が乳製品に宿っています。経験上、動物が甘やかに扱われていれば、その分だけ美味しい乳製品となります。牛か山羊の、しぼりたての生乳を試飲する機会があったら、加工乳との大きな違いに気づくはずです。
　多くの人が乳製品のアレルギーを起こしていますが、この乳製品の汚染と加工がその原因に大きく関わっています。乳製品の問題には他にも重要な要因があります。それは、食べる量が多すぎること、そして冷たいまま摂取することです。乳製品は、冷やしたまま大量摂取すれば、性質は重く、消化も困難です。乳製品は温めるか室温に戻して、できる限り加工せずに少量だけを摂ってください。たとえば、作りたてのヨーグルトかバターミルクを白湯で半分に割ってスパイスを加え、コップに半分注ぎ、食事の最後に飲みます。これは消化の補助をしてくれます。食事と一緒に飲む大きなコップに入った冷たい牛乳や、ボウル一杯の冷やした市販ヨーグルトは、体に重たく、消化のためにもならず、体内で毒素へと姿を変えます。

調味料は、食べるとしても少量でなければなりません。食べ物がそのままでは美味しさに欠けるなら、いっそ食べないほうが体に良いのではないでしょうか？　「この食べ物にはプラーナがある？　これを食べるのは私のためになるの？」と自分に問いかけてください。答えが「ノー」なら、市販のケチャップのようなさらなるタマスを上からかけても、体内でますますアーマが形成されるだけです。短期的な欲求は満たされるかもしれませんが、後で気分がすぐれないという代償があることに気づいてください。食べ物に関して無意識でいると、また古い道に逆戻りです。新しい道を選び、自分の波動を上げてください。

　新鮮な調味料を少量摂るだけなら、それがバランスと幸福感に寄与することもあります。市販の調味料でも、妥当な原材料の製品も多くあります。つまり、塩、砂糖、合成保存料の入っていない調味料です。けれど、それらの製品にプラーナはほとんど存在しません。本物の恩恵は作りたての調味料からしか手に入りません。

　風味と消化のためにも、新鮮な材料を使って自分でチャツネやソースを作ってください。それだけの値打ちがあります。ブレンダーや小鍋で作ることができて、とても簡単です。レシピの例は付録Aに載せています。

　アマニの粉末をスープやサラダや穀物に足しても良いでしょう。様々な栄養があり、風味も加わります。アマニをまとめて購入してください。食べるときにブレンダーですりつぶしたり、少量をすりつぶして蓋つきのガラス瓶に入れて冷蔵庫で保管したりするとよいでしょう。アマニの粉末は、空気に触れるとプラーナを失います。ホールのアマニでは消化できません。

　精製されていない天然の甘味料ならば、料理によっては便利かもしれません。純粋メープルシロップ、アガベネクター、米飴、麦芽、スカナット、ハチミツなどが挙げられます。デザートを作る時には、リンゴジュース、ニンジンジュース、水に浸したレー

ズン、その他水に浸したドライフルーツをその水ごと使うのも素敵です。でも実際は、プラーナのこもった食材を調理するなら甘味料は必要ないかもしれません。たとえレシピの材料に含まれていたとしても。

ハチミツは神の飲み物とも言われています。熱の性質があるため、少量を摂取してください。ハチミツは火を通したり沸騰させたりしてはいけません。加熱すると、体内で毒素になります。糊のような物質になって粘膜に付着し、nadis ナディ（微細エネルギーの経路）を詰まらせ、アーマを生成するのです。温かい飲み物に入れたり、温かい食べ物に混ぜるのがよいでしょう。メープルシロップには冷の性質があり、熱がこもりすぎたりピッタのバランスが乱れている人によく合います。ステビアは天然のものですが、かなり強力です。糖尿病患者でも処理できるとされていますが、心身の結びつきを厄介にし、多くの人にとっては執着と渇望に拍車が掛かる原因ともなっているようです。すべての合成甘味料はプラーナが含まれておらず、タマスの性質です。食べないのが賢明でしょう。

精製糖をやめる人たちは、どのような甘味料も量は最小限におさえなければいけません。アーユルヴェーダでは、未精製の天然糖をハーブのキャリア（運搬）として使用することがあります。少量の天然糖をその他の材料とともにバランス良く配合します。

過度に加工された食品と精製糖は味蕾を麻痺させます。舌が自然の微細な味が感じられないほどに鈍化し、ますます甘味が強く重い食べ物を求めるようになります。味蕾をきれいにして、本来の繊細で鮮明な状態を取り戻すには、時間が必要です。

人の心、体、魂の結合は非常に繊細です。再び調和の取れた自然の状態に戻したいなら、高濃度に凝縮された甘味料は避けるのが得策です。体内に取り入れるものは、できる限り自然の状態に近いものにしましょう。よく分からないなら、この分野に明るい誰かに尋

ねてください。自分の選択には心を砕き、責任を持ってください。

　ナッツは食事計画の中に少量取り入れるのが効果的です。ヘーゼルナッツ、アーモンド、ピーカンナッツ、マカダミアナッツ、カシューナッツ、ピスタチオ、松の実、クルミなどがそうです。ナッツは、その他の食材と同様に、軽く水に浸すか火を通して食べるのが最適です。少量（一食あたり火を通した状態でひとつかみ）がよいでしょう。大量に消費すると消化に揺さぶりをかけることになり、ピッタを悪化させます。過剰摂取をすると、腸の内膜のバランスが乱れてガスが溜まり、イースト菌が異常増殖し、アーマが溜まります。ピーナッツは消化吸収が困難で、深刻なアレルギー反応を起こす人もいるので、このリストには含んでいません。避けるのが賢明です。

　長期間保管したナッツはカビが生えますが、消費者には見えないことがあります。カビの生えたナッツは、腸内のバランスを乱したり、アレルギーを引き起こしたり、アーマの蓄積を促進したりします。ナッツ自体が必ずしも問題というわけではありません。カビが問題なのです。

　カシューナッツは実はナッツではありません。木の実です。少量を火に通して食べるのが最善です。生の状態や大量摂取は有毒です。

　アーモンドは一晩水に浸して皮を剥いて食べるのがよいでしょう。皮はタンニン酸を含み、これは消化を乱します。自分に合うようなら、毎朝朝食に皮をむいたアーモンドを１２粒食べてみてください。そして様子を見てください。

　ヒマワリの種、ゴマ、カボチャの種、麻の実といった種も、栄養があって、食事に風味を足してくれる食材です。これも少量を軽く火を通して食べれば大丈夫です。大量摂取は消化を撹乱します。好きな野菜料理に種を振りかけその栄養と味わいを楽しんでください。ゴマはカルシウムが豊富で、よく噛めば楽に吸収でき

ます。麻の実は熱の作用が強いため、ピッタを過剰に持っている人にはお勧めできません。

　レーズン、クランベリー、ブルーベリー、パパイヤ、ココナッツ、マンゴー、アンズ等のドライフルーツは優れた栄養源です。ドライフルーツは果物を凝縮させているので、水で戻して（水に浸して）食べるのが最適です。便秘しがちな人、ヴァータ過剰の人は、火を通すか水に戻した場合を除き、ドライフルーツを食べないようにしましょう。

　新鮮な果物リストは住んでいる地域によって大幅に変わりますが、様々な果物が考えられます。季節の果物で地元で採れた物を食べましょう。地元の農産物直売や健康食品店を見て回ってください。果物は他の食材と比べて消化が早く、消化管に残っているとそこで発酵します。だからほとんどの果物は他の食材と一緒に食べないでください。果物と高タンパクのものを一緒に食べると、消化に時間がかかり、ガスがたまって消化が乱され、栄養が十分に吸収できず、アーマが溜まります。果物に関しての詳しい情報は「アーユルヴェーダ食材分類」でドーシャに応じた食材選びを解説しています。

　毎日の食事には、自分の体質に適した、主にサットヴァの性質を帯びた様々な新鮮野菜を取り入れてください。その土地で採れた旬の新鮮野菜を食べてください。生野菜をざく切りにしたりみじん切りにしたりすりおろしたりして、軽く火を通して食べてください。穀物、スパイス、ハーブであらゆる組み合わせが考えられます。

　ケール、カラードなどの新鮮な濃緑色野菜や、その他のピリッとした味の葉野菜は、体の浄化とバランスに欠かせないとても重要な野菜です。ニンジン、ビーツ、セロリの根、フェンネル、パースニップ、カブのような根菜はグラウンディング効果があり、風味豊かで、そしてオーグメンティング、つまり体に足す性質を持っ

ています。

　ナス科の野菜は最小限に抑えるか、一切食べないようにしましょう。ジャガイモ、トマト、ナス、パプリカ、ピーマンなどのレストランで最も当たり前に出てくる食材はナス科野菜です。これらはラジャスの性質で、さわがしい心の一因です。これを止めるだけでも、自分の気分が大きく変わります。レストランでよく出されるのは、安価で保管しやすく運送が楽、そして味が強いからです。あなたの体によいからではありません。関節に問題がある、消化がうまくいっていない、というようなときは、ナス科の野菜を食べるのをやめて、それで問題が減らないか様子をみてください。ヨガの伝統では、ナス科の植物を食べることは活力を奪って心を鈍くさせるので食べないよう勧められています。サツマイモはこの中に入りますか、とよく聞かれますが、サツマイモはこの中に入っていません。サツマイモはまた別の植物です。消化しやすく栄養もたっぷりの食材なのです。

　昨今ではローフードだけを食べることが流行しています。暖かい環境の中で特定の体質（ピッタ優勢）の人にとってだけ、これはうまくいくかもしれません。大抵の人のアグニはそこまで強くなく、特に寒い環境で暮らしていると、ローフードを消化できません。ほとんどの人にとっては、温かく火の通った食べ物が一番合います。もしかしたら、冬は火の通った温かい食べ物が体に合い、日がまだ高いうちの真夏日なら、アグニが支えられているから、少々のローフードを食べても楽しめる、ということが分かるかもしれません。少しでも消化に問題があるならローフードは避けましょう。

　飲み物も体の感じ方を大きく左右します。体の大部分は水でできていて、軽く脱水するだけで体は深刻に衰弱し、心の機能にも影響が出ます。生気があって清らかで室温の、もしくは軽く温められた水で体の水分補給をして、水分をたっぷりと含んだもの（新

鮮な果物と野菜）を食べていれば、免疫系の機能も向上します。バランスの乱れや病気をはねのけることもできるでしょう。大抵の場合、何でもほどほどが大事な鍵です。水分を摂りすぎるとアグニが弱まり、ヴァータ・ドーシャが悪化します。

　氷水やその他の冷えた食べ物や飲み物は、すべてアグニを弱めて消化を損ないます。予想できるかもしれませんが、炭酸飲料、加糖飲料、保存料やカフェインの入った飲料、その他すべての化学薬品の入った飲料は、深刻なバランスの乱れと健康障害を引き起こします。プラーナにも欠けているこれらの物質はタマスの性質を持ち、脱水の一因です。

　搾りたてのジュースは元気を回復させます。体質に合う季節の野菜や果物を選んでください。新鮮なジュースは凝縮されているので、水かハーブティーで半分に割って飲むのがよいでしょう。果物は消化が早いので、一番よい状態で消化するために、食間は最低三時間は空けましょう。

　アロエジュースはすべてのドーシャにバランスをもたらします。アーユルヴェーダはその広範囲にわたる癒しの特性を高く評価しています。腸の内膜を回復させ、女性の生殖器系のバランスを整えることができ、苦味、渋味、辛味、甘味を含みます。ヴィパーカすなわち消化後の作用も甘味です。一日にコップ半分を飲めば、消化の不調だけでなく、月経前症候群や更年期の緩和にも役立ちます。

　適量を摂取するのであれば、ハーブティーは水や搾りたてのジュースの代わりにもなります。ハーブのブレンドは、特にティーバッグの場合は、カビが生えることがあるので注意してください。アレルギーや副鼻腔炎に悩まされているなら、カビの生えたハーブティーもその原因かもしれません。新鮮なハーブで作られたハーブティーだけを飲みましょう。そしてなにか違いが生まれるか観察してみてください。体が再びバランスを取り戻すまで少

し時間がかかるかもしれません。アレルギーに影響している要因は、食べ合わせ、感情、化学物質過敏症など、他にもあるかもしれません。

　人生は快楽を満たすためにあるのではありません。こういう考えであなたが顕在化させたものを見てください。その考え方では、大抵の場合、そこには存在しない経験の深さを求めてなにかをしては次へ移ることの繰り返しです。愛と感謝、思いやりの意識を料理に込めて下さい。あなたの消化と食事の喜びに大きな違いが生まれます。食べる物と感じ方のつながりに常に意識を向けていてください。

食べる過程、飲む過程

　なにかのやり方を変えたいと思うなら、あらゆるレベルでの古いやり方を捨てようと本気で望んでください。積極的に新しいやり方と取り替えてください。このためには、探求と気持ちの処理と、古いやり方に対する執着の原因になっている古い思い込みの解放と発見とが必要です。執着と期待があるとあなたは行き詰ったままで、それが苦痛を呼びます。呼吸練習、瞑想、内観を使って心を一掃してください。今この瞬間にとどまってください。こういうことが食べるという過程で心の再集中を助けます。

　あなたが過食や衝動的なむちゃ食いの問題を抱えているなら、毎日シンプルな練習を重ねることが、内在する心の動揺を癒す助けとなります。心があなたにとって最善の働きをするように、心を再集中させてください。だからと言って、心が一切の強迫観念や正気じゃない考えを持たないというわけではありません。そういう考えは必ず起こります。そして、あなたがその考えを無視して手放せば、消え去ります。この手順を経ると、もっとしっかりとした自己認識を手に入れ、自分の直感とより密につながること

ができます。

　あなたのハイヤーセルフは、心が語りかけることを越えて、その向こう側、最もあなたのためになるところへと導きます。心の声がひっそりと「この新しいやり方を少し試したらまたすぐに古いやり方に戻ろう」「しばらくちゃんとして、その後で好きなものをなんでも食べればいい」とささやきかけてきたら、より一層の浄化と癒しのチャンスです。自分を面白おかしく笑い飛ばしてください。自分に完全に正直でいてください。古い考えを手放してください。古い考えは、そこにいたる原因となった気持ちや思い込みがあったはず。古い考えを手放すには、その元となる気持ちや思い込みの解放が必要です。

　マスメディア、映画、テレビ、フィクション小説が原因で、感情に流されて食べたり飲んだりすることがよく見うけられます。どんな問題でも、なんらかの形で消費をすることが、その答えとなるように見えるのです。このように生きる人は、規則正しく食べ、間食をしないことを学び直さなければならないでしょう。

　座って食べることが感情的な経験になる可能性があります。自分の子供時代の、消化と幸福感のためにはならないような行動が呼び覚まされるということもよくあります。時には過去からの声が聞こえます。自分がどのように席についているか、そして食べている間はどのような行動をしているかをよく観察してください。感情を避けるときは、正面を向かずに横向きに座ることが多いでしょう。潜在思考の中ですぐに逃げられる道を探しているのかもしれませんし、そうなると、あまり親密になることもできません。自分がこのように振舞っていたら、テーブルから離れ、日記を書いて感情を処理し、できればそのことについて信頼できる友人と話してください。自分自身や人生の目撃者になってください。自分の中の裁判官、すなわち低次のエゴを追い払ってください。そうすれば、あなたの望む変化のための空間と自由が手に入

るでしょう。心を再訓練して人生から不健全な習慣を一層するために最善を尽くしてください。

　早食いは、体内でアーマを貯める原因となる不健康な習慣です。大抵の場合は子供時代で始まり、大人になってからもそのまま続けています。早食いは次のような欲望の結果です。

●居心地の悪い晩御飯の席から逃げたい
●予想のつかない環境をコントロールしていると感じたい
●恐怖と怒りを自制していると感じたい
●足りないかもしれないからお代わりがしたい
●自分は大丈夫と感じたい、「大丈夫と感じるためにしなければ
　ならない分量をこなすだけの時間が足りないから、もっと時間
　が必要です」

　早くから私はこれらのことをすべてある程度は経験していました。そして、暮らしのペースを落として内面を見つめ始めるまでは、このような潜在的な思い込みに気づくこともありませんでした。あなたももしかしたらこの中のどれかを経験するかもしれません。他のことを経験するかもしれません。このような考え方は、幾重にも重なったエゴと否定に覆われて、隠れています。認めるのは簡単ではないかもしれません。この考え方はすべて消化と栄養の吸収の妨げです。消化が妨げられて排便の中に未消化の食べ物がある、ということは食べた物から栄養を受け取れていない証です。慌ただしい暮らしは自分を偉いと思う勘違いを増大させます。そして消化を妨げるだけでなく、エゴを強くします。

　食べ物と食べることとの関係を変えるという旅は、あなたと自分や他人との関係を新たに作り変えます。テーブルと食べ物に正面から向き合って座ってください。食べ物と、そしてテーブルを囲む他の人との関係を結んでください。最初は一人で取り組む方

が簡単かもしれません。

　背中を丸くしてテーブルや食べ物にかがみこむ姿勢の人は、なにかがあなたの熱意と自分との結びつきを邪魔しています。消化と吸収もうまくいかず、エネルギーが低くなります。自分自身や食べることとの神聖な結びつきが損なわれてしまったのです。

　他にもあなたと食べ物や他者との関係を妨げる習慣があります。それは、立って食べることや、歩きながら食べることです。これは避けてください。車で食べるのもいけません。あなたも大人として、忙しいから、単に時間がないから、仕方なしに立って食べたり車で食べたりしているのだと言いたくなるかもしれません。これは、一日の中であなたにとって一番大切なことがなんであるのかの認識が歪められた挙句の行動です。ちゃんと座って、何度か深呼吸をして、食べ物に感謝をし、その違いを経験してください。

　自分に栄養を与えるために十分な時間を取らないという行為は、大きな視野から見たときには無意味に見えます。自分が基本的に必要としていることを満たしていなければ、人生の困難は増えるばかりです。食べることに関するあなたの潜在的な感情と思い込みを掘り下げてみれば、今あなたが経験していることがなんの結果なのかがもっとよく見えるでしょう。

　食に関する回避行動は無意識です。あなたはもしかしたら、自分の潜在的な気持ちと、消化や親密な人間関係の結果の間にあるつながりには、気づいていないかもしれません。人との関わりに親密さを望むなら、そして自分にはそれがないと気づいたら、古い気持ちを処理して解放してください。呼吸を使えば、エネルギーを上に動かして、頭頂から外に出すことができます。古い行動を駆り立てる古い思い込みを認め、それを新しい態度と信念に置き換えてください。

　動揺している時は食べないでください。あなたという存在の中のあらゆるレベルでアーマを作ります。

感情が湧き上がってきたら、それを受け入れ、その感情を処理してください。解放手段として、それを書き記してもいいし、呼吸を使ってもいいでしょう。内側がそれでもまだかき乱されていると感じたら、落ち着くまで食事するのを待ってください。

　感情がちゃんと処理できるか分からなかったら、あなたが健康と幸福において心底尊敬する人のことを観察しましょう。どうやって健康と幸福を実現しているのかをよく見たり尋ねたりしてください。自分の体質を考えるときは、ドーシャを指針として使ってください。評価基準の目安になります。マスメディアや伝統の言うことよりも、むしろドーシャの指針を頼りに、結果を観察して尊んでください。結果に気づくことが身につくと、意識的に新しいやり方へと切り替えができるようになります。直接体験こそが大切です。そして、そこから長く続く変化が生まれるのです。

　食べること飲むことを機械的な作業として、あるいは慌ててこなすという習慣は、もう捨て去ってください。食べる前に、内側に意識を向けましょう。自分と、食べ物と、そして自分を取り囲む環境と、愛や創造性、活力に満ちた関係を結んでください。このような流動的な関係が深く豊かな人生をもたらします。

　受容と感謝と愛の中で他の人たちと集まってください。すべての人や生き物に魂としての挨拶をしましょう。不機嫌なときは、プラーナに満ちた食べ物で気分を持ち上げてください。心を開いて意識的でいればできることです。きれいで甘やかな場所で、穏やかなポジティブな雰囲気の中で人と一緒に食事をすることが健全な消化の助けになります。だからこそ幸福感も高まるのです。

噛む

　食べ物にまつわる探求をまだ始めて間もない頃、私はいつも食後にガスを経験していました。体にアーマが蓄積していて、それ

が関節の痛み、セルライト、そして全身疲労という形で現れていました。いつもだいたい新鮮なオーガニックのものを食べていました。アレルギー検査を受け、体の受け付けない食べ物は除外しましたが、それでもまだガスと消化の問題を抱えていました。そして、慌てて食べていたということと、自分の一口が大きかったということが分かりました。このことと、しっかりと食べ物を噛めていなかったことが原因で、消化が阻害され、結果として消化の問題という形で現れていたのです。

　当時、この診断は自分には馬鹿げているように思えました。数年間にわたって身体的不快感を味わって初めて、十分に噛まないことと早食いをすることが私の健康全般に悪影響を与えているのだと認める気になりました。今は一口ごとにスプーンを置くという行為が、意識的に食べようとする中で一番役に立っています。口の中が液状になるまで噛むことができるようになり、控えめな大きさの一口を楽しめるようになりました。内側が焦っているときは噛む数を数えることがあります。こうして理性的に消化を慈しんでいます。

　消化は口の中の酵素から始まるので、食べたものはそこでどろどろになるまで噛み砕き、酵素としっかり混ぜ合わせなければなりません。一口ごとに、まずは10回噛んでみましょう。そして食べ物の種類次第では、20回かそれ以上噛むことを目指してみましょう。柔軟な姿勢を忘れず、かつ意識的に、けれど厳格になりすぎないように取り組みましょう。噛むことを感じ、楽しんでください。最適な消化ができること、そして今この瞬間を最大限楽しめることが目的です。一口ごとに、噛んでいる間はスプーンやフォークを置いてください。意識的にかつ適度なペースで食べることで、心も落ち着き、最適な状態の消化を支えることができます。

　食べる準備ができたら、食べ物を見て、心の一番奥深いところでその食べ物を讃えてください。その香り、色、素材感に意識を

向けてください。噛み始めたら、食感を感じてください。すべての感覚を総動員して楽しんでください。つまり、気づいている、ということです。心をその仕事に引きつけてください。素晴らしいことが起こります。オープンな心で食べ、徹底的に噛み砕くのは健康と調和への大きな一歩です。食べた物を徹底的に噛むことで、あなたという存在すべてが速度を落とし始めます。すると心が集中し、落ち着くようになるのです。

心は訓練が必要な子犬のようなものです。座るということ、手放すということ、そして今の自分の行動に意識的になるということ。つまり、立ち食いをしない、読みながら食べない、テレビを観ながら食べない、食べながら他に気の散ることをしない、ということです。食事中は心を穏やかに集中させるという実践があなたの健康に大いなる喜びと恩恵をもたらします。体はどうすれば上手くいくかを知っています。だから体にその機会を与えてください。気を散らすものから心が解放される時間を作ってください。

最初は、速度を落として徹底的に噛み砕くのが難しく感じられるかもしれません。最初の難関を乗り越えたら、その恵みを感じることができるでしょう。食後の感じ方に大きな違いが生まれるはずです。家族や自分のための練習課題にして、どうなるか様子を見てください。抵抗にぶち当たるかもしれません。だから遊び心を忘れず、自分のことを面白おかしく笑い飛ばしてください。そして、この習慣をいつものバランス良い食べ方の一環として取り入れてください。

どのような習慣でも、なにかを変化させたいと思ったら、古いやり方を新しいやり方と差し替えてください。新しいやり方に集中し、古い習慣は無視してください。

もうひとつ、新しいやり方に変えるべき、不健全でおそらくは冒とくとも言える習慣があります。それは食べ物の味を確かめる前に調味料をかけることです。考えてみてください。なにがあな

たにそうさせているのでしょう？　無意識の習慣？　それとも渇望？　心が閉じて無意識になっていませんか？　自分に食べ物を味わうチャンスを与えてください。その食べ物に味がなかったら、あるいは空っぽに見えたら、また別の食べ物を見つけてください。

食べるのに適した時間帯

　すでに話題に上ったヴァータ、ピッタ、カパ・ドーシャもまた、1日24時間の中でそれぞれの時間を持っています。

　1日のピッタの時間は、午前十時から午後二時と午後十時から午前二時です。これは誰にとっても消化の火が一番強い時間帯なので、一日の中で重いものを食べるなら、白昼が最も理想的です。夜のピッタの時間は、睡眠中の癒しと再生を支えるのに最適です。ここは食べたり活動を始めたりして良い時間ではありません。夜の十時を過ぎても起きているとピッタの時間が始まるので、「元気が復活」します。十時までにはベッドに入って休んでいるのが理想的です。その時間までに寝るというのは再訓練が必要かもしれませんが、しっかりと休息ができて、睡眠が足りている時に感じる幸福感が増えるのだから、調整するだけの価値のあることです。

　消化の火は夜には弱まります。だから、お昼よりも軽めのものを食べてください。消化に必要な時間を考えて、遅くとも就寝3時間前までには夕食を食べ終えていてください。体内に未消化の食べ物が残ったままで寝ると、消化はそこでほぼ止まるため、朝にはひどくだるく、なにかが詰まって感じます。

　他にも消化に使うはずのエネルギーを吸い取ってしまうものがあります。それは、怒り、不安、過度の恐怖心、運動、セックスです。食事の前後二時間はセックスをしてはいけません。不安や怒りを抱えていたら、食べてはいけません。その気持ちをうまく自分の中でまとめられるまで時間をとってください。そして次の

食事のタイミングで食べてください。そんなことをしたら餓死してしまうほどお腹がすくと思っているのはあなたの心で、体ではありません。私たちのほとんどは、食糧不足で餓死することなどありません。私たちの飢餓感は、真我との結びつきがない故の飢えです。だから食べ物に慰めをもとめるのです。

マスメディアと豊かな暮らしが支配するこの文化では、体に有害な方法で食べ物を利用するのが当たり前になっています。いつも食べたい衝動に流されるがまま食べると心と体の両方がかき乱されます。心のうずきと欲求を毎回満たせば心が弱る一方です。だから規則正しく食べることが大切なのです。だからと言って、厳格になれということではありません。暮らしの中で食事の時間を最優先して規則正しく暮らせば良いのです。心、体、魂に対して相応の敬意を払うということです。これができなければ鬱と病気が増大します。ひとたび問題があることを認めて新しい実践事項について理解すれば、一歩ずつ歩みを進め、その効果に気づいて自分の経験を認めることもできます。

「体を清めすぎたくないの。だって、ジャンクなものを食べたときに繊細になりすぎて受け付けられなかったら困るから」などという声をよく聞きます。つまり、自分をあまり大事にしたくない、そうすれば自分が望むときにいつでも自分にひどい仕打ちができるから、という意味です。このままでは弱く無秩序な心の扉が開きます。やがて心身が病気になるでしょう。あなた自身のバランスが整っているときは、あなたの免疫も強く保てます。つまり、自分に少々ひどいことをしたとしても、そんなに悪い結果も引き寄せずに楽に対処できます。

欲求と心を克服する

低次の欲求を増大させると、悲惨と苦悩がもたらされます。私

たちは、分離、孤立、不安、鬱、そして人生の喜びを見出そうとしてもがく、を順繰りに巡るメリーゴーランドに乗ったままです。食べ物にもこれと同じ順番で巡るメリーゴーランドがあります。あなたがなにをどんな風に食べるかは「大したことない」ように思えるかもしれませんが、あなたの思考以外では、あなたのどんな行動よりも、なにをどのように食べるか、これこそが人生のすべての側面に直接の影響を与えています。低次のエゴを育てると、苦悩がもたらされます。本当は人生の喜びと平安と甘やかさが味わえるはずのときでさえそうなります。自分のケアがしっかりできていなければ、低次のエゴは物事を否定的にとらえます。平穏の中で生きるために、常に低次のエゴと欲求から離れて新しい方向を向き続けてください。

人生ずっと加工糖を大量摂取してきた人にとっては、これを変えるのは困難です。精製糖は、心と体に対して中毒性があります。精製糖を減らそうと決心すると自分が被害者になったような気がするのです。被害者意識を乗り越えるべき時期が訪れたら、隠された気持ちを見つめてください。この気持ちの処理ができたら、癒しと真の変化が起きます。甘味が食べたくてたまらない渇望は、自分の感情から逃げて、人生の甘やかさを享受できていないからこそ起きている場合が多くあります。感情を引き起こす原因となった潜在的な思い込みは、表に出して手放すことで変化させることができます。時には小さくてそこまで重要ではない感情のように思えることもあります。ですが、感情を探ること、潜在的な思い込みを変えることが、変容を引き起こすのです。

あなたには真我になるという自由があります。それはこのような隠された気持ちの反対側にあります。この過程は、同じような癒しの過程を経ている他の人たちからの支えが得られると、上手くいきやすくなります。体のバランスが乱れているときは、古いやり方にしがみつこうとするあまり、執着や恐怖心に流されて想

像もしたことがないようなことをするでしょう。肉体的依存症、精神的依存症がいよいよ現実となります。自分の意思、習慣の変化、薬、その他様々な方法で一時的に依存症を抑制することはできますが、あの周期的に訪れる、狂ったような渇望と依存から長期的に解放されるようなことはおそらくありません。内に隠された思い込みを変え、内に宿る宇宙の源の支えを引き出すより他はないのです。

　集中と心の達人となる方法を学んでいるときは、自分に優しくかつ不屈の精神を持ってください。これが難しいなら、いったん止まって「なぜこんなに慌てなければならないのか？」と自分に問いかけてください。その反応を観察し、自分のことを面白がってください。なんらかの形でカフェインや砂糖、加工食品を摂取していたら、あなたの心は忙しく動いています。それがあなたの普通になっているのかもしれません。けれど、忙しく動く心はあなたの自然な状態ではありません。自分の価値を持つためには忙しく行動し続けなければならないのだという心の罠に引っかかってはいけません。

　あなたが自分の気持ちから切り離されているなら、「見えないもの、感じられないものは、存在しない」などという嘘を真実とはき違えているかもしれません。濃縮された刺激物や過度に加工された食品を食べていると、劇的な影響が心身に現れることを自覚してください。心の性質は、あなたの暮らし方、そして何を消費するかの結果に過ぎません。すべての習慣あるいはサムスカーラは癒すことができます。そのために費やす労力は、印象と染み付いた習慣の程度の深さ次第です。

　心、体、魂の結びつきは、微細で繊細で壮麗です。バランスと調和は手を伸ばせば手に入る奇跡です。その奇跡が起こるのは、あなたが自分の最深部とつながって心の主導権を握ることができたときだけです。時々食べるのをやめて、書いたり話したり、た

だ一息ついたりすることで気持ちを処理する方が適切なこともあるかもしれません。もし不安だったり、怒っているなら、高ぶった感情が消散するまで待ってから食べてください。食事中は軽い会話か静寂が最も消化を助けます。この過程を尊重し、意識的に食べて、口に入れたものを徹底的に噛み砕くと、さほど量を食べる必要がないことに気づくかもしれません。食後には、軽さを感じ、エネルギーに満たされているのに気づくでしょう。

　食べ物と調和した関係を結ぶ最終段階は、自らの内に受容と平安を受け入れることです。多くの人が自分の食べ物に「負」のエネルギーが込められていないかどうかを心配します。負のエネルギーは気づいておきたいことのひとつです。食べ物にあなたの愛を注ぎ込んでこのエネルギーをきれいにすることもできます。けれど、あなた自身が内側に抵抗や不安、怒り、恨みを抱え込んでいたら、食べ物が差し出すプラーナと栄養素を取り入れることはできません。最上の食べ物がそこにあっても、負の態度が栄養を受け取ることを阻むでしょう。たとえそれが低品質の食べ物でも、感謝の気持ちを持っていればそれが支えとなって、多少の栄養があなたにもたらされるでしょう。

　食べるということに、そして食べ物に、神聖な態度を呼び戻してください。無限のエネルギーの交換と動きを認めてください。食べ物に愛を込めてください。自分がその愛を受け入れることを許し、他人も手を伸ばせば手に入れられるように、愛を込めてください。食後に刺激が過ぎたり緩慢に感じたりすることもなく、食べるときにただ自分のエネルギーが高まるのが感じられるでしょう。

　誰と一緒に食べるか、これも食べ物の消化に大きな差をつけます。友達や家族やペットと食べても、一人で食べても、人生であなたが選んだものの中に平安を見出してください。食べることを神聖に取り扱い、その瞬間を喜びで受け止めている限り、一人で

食べる事は健全です。仲間が欲しいなら、一緒に食事を分かち合ってくれる誰かを招待しましょう。一緒に食べる人全員が準備から後片付けまでに参加してくれるのが理想的です。これによって一体感と安心感が育まれます。

浄化

「浄化（クレンズ）」という考えが広く普及するようになり、多くの人が極端な断食や浄化で自らを痛めつけています。彼らはその後すぐに低品質の食べ物と不健全な食事習慣に逆戻りします。毎日の自分の食べ方に気を配る心づもりもできていないうちから浄化のために極端な行動をとると、心と体、そして健康全般がダメージを受けます。人は私に「でもやっているときはすごく気分がいいのよ」と言います。それ以外のときは「あまり気分がよくない」経験もしていることが、この対比を浮き彫りにしています。

極端なやり方は、結果的に欲望を押し殺してエネルギーの流れを塞ぎます。浄化のしすぎは活力の源を枯渇させ、恐怖心が残り、頭はぼんやりとします。日々の暮らしの中で、食べることもあわせて意識的に取り組むことを心がけてください。滋養を与える食べ物と浄化の食べ物を両方とも取り入れ、それぞれの割合を、60％のオーグメンティング、つまり栄養を与える食べ物と、40％のエクストラクティブ、つまり浄化の食べ物という割合にしてください。私の経験上、敬けんな気持ちのこもっていない浄化や断食は、バランスと調和への継続的な変容という観点で見るとうまくいきません。心を飢餓まで追い込むと、深刻なリバウンドをともないます。その結果、耽溺が起こって低次のエゴを助長します。敬けんな態度でいることで、ハイヤーセルフと豊かさに集中することができ、エゴを超越することができるのです。

アーユルヴェーダの実践は、極端へと導くものではなく、あな

たに中庸を見つけさせるものです。浄化法は、体質、季節、今の健康状態に合わせることをお勧めします。やさしい浄化としてはシンプルな kitchadi キッチャリーがぴったりです。キッチャリーというのは、バスマティ米、挽き割りのムング豆、スパイス、ハーブをギーで調理したお粥のようなもので、癒し効果があります。野菜を足すこともできます。

キッチャリーに入れる野菜や使うスパイスの種類を変えることで特定のドーシャや内臓を支えるアレンジをすることも可能です。あなたの排泄物の色や量、におい、その他の性質を観察してください。相反するものはバランスをもたらすという原則を使ってキッチャリーのアレンジのヒントにしてください。

浄化作用は辛味（例：ショウガ）、苦味（例：緑葉野菜）、渋味（例：豆とスカッシュ）です。食材の浄化作用全般を高めるには、蒸す、茹でる、スープにする、が良いでしょう。より重みがあり、体内に残りやすい食材は、乳製品、肉、小麦粉です。しかるべき形でしかるべき量の乳製品を摂ることは体を健康にします。

体を癒すことにまつわる恐怖心は手放して、体に本来の仕事をさせる手助けを作ることに集中してください。そのために、毎日の食事の 60％を栄養満点のオーグメンティングの食べ物に、40％を浄化のエクストラクティブにしましょう。バランスのとれた飲食の一環にある浄化は、あなたの暮らしに調和と明晰さをもたらします。

食べ合わせ

食べ合わせはあなたの健康の主要な役割を担っています。食べ合わせが悪いと、それはアグニに対して有害に働き、そのため食べ物の栄養素の消化吸収力にも害をなします。このことを自覚しておくのはとても大切なことです。調和の取れた食べ合わせはア

グニ本来の能力発揮に大きな影響力があり、ゆえに当然あなたが
どう感じるかにもその影響の範囲は及びます。

　食べ合わせが悪いと、消化酵素の有効性が抑制され、アグニの
消化力を落とします。心と体は悪い食べ合わせにも順応し、それ
が病気へとつながります。たとえば、牛乳とシリアルの朝食にあ
わせてオレンジジュースを飲むと、これはアグニへの大々的な攻
撃と同じで、特にガス、消化不良、口臭、体臭などの症状を引き
起こします。暮らしていく中でこのような症状を経験するのは当
たり前のことだ考える人、あるいは体の機能不全が原因で問題が
出てくると考える人もいます。食後にガスがたくさん増えて倦怠
感がある場合、これは食べた物とその食べ方、このどちらか（あ
るいは両方）に問題があるということの表れです。もし今、健康
に問題があるなら、何を食べたかだけではなくて、食べた物の組
み合わせも検討してみてください。どんな食材でも大量に摂れば
ガスと消化不良も引き起こします。

　アーユルヴェーダでは、一つひとつの食材に、それぞれの味、
エネルギー（温もしくは冷）、ヴィパーカすなわち消化後の作用
がある、と見ています。異なった味、エネルギー、消化後の作用
を持つ食材を２種類以上組み合わせると、アグニが混乱し、その
結果が発酵、腐敗、ガス、アーマ、遅い消化となって心と体に表
れます。食べ合わせが悪い重いものを食べると、アグニが減って
消化が遅くなります。食べた物は消化管に長い間とどまり、自分
が重たく感じられます。同じ食材でも、別々に食べると全く違う
結果になります。アグニが刺激され、アーマを燃やして体外に排
出させることができるのです。

　アーユルヴェーダでは、食べ合わせに関して次のことを推奨し
ています。

●果物はその他の食材とは別にして、果物だけで食べます。たと

えば、最後に食事をしてから次の食事まで五～六時間くらい空くときは、果物をひとつだけ食べて、食間に二時間おいてください。これならきっと問題ありません。

●次の食事をする前に、前の食事から四～六時間は空けて、完璧に消化を完了させます。

●メロンは単品で食べます。他の食材と一緒には食べません。メロンは消化が早いため、他の食材と一緒に食べると消化のペースが遅くなって醗酵し、消化が妨げられて問題を引き起こします。

●柑橘系やバナナ、酸味の果物と一緒に牛乳やヨーグルトを食べることは避けましょう。一緒に食べると乳製品が胃の中で凝固します。

●同量のハチミツとギーを食べることを避けます。

●作用が真逆の二つの食材を一緒に食べることを避けます。たとえば、温め作用のある肉と熱を冷ます作用のココナッツや牛乳の食べ合わせなどです。

　特定の食材を自分の食生活から抜いたり、決まった食材だけを食べたりして、自分で検証したり問題解決に取り組んだりすることができます。今、なんらかの問題があるなら、食事から疑わしい食材を抜いて、それで症状がなくなるかを確かめてください。症状がなくなったなら、今度はその特定の食材を単品で食べてみて、症状がまた現れるかを検証してください。これを効果的に行うには、前回、つまり遅くとも四～六時間前に食べたものを完全に消化しきっておくことが大切です。「問題と答え」の章の「食べ過ぎと体重管理の苦闘」のセクションの中で、消化が完了したかどうかを確認する方法を紹介します。疑わしい食材を食べた後は少なくとも二～四時間は何も食べないでください。この食材に問題があれば、消化が完了するまで時間がかかるかもしれません。食後24時間どんな風に感じるかをしっかりと観察してくだ

さい。

　次に、アグニの火を起こして効率良い栄養の吸収を促進する食材の組み合わせを学んでください。最適な消化ができるよう組み合わせた食材を食べると、なにかを食べたくてたまらない渇望や病気が遠ざかって、バランスの状態に近づくことができます。おおむね先述のガイドライン通りで良いでしょう。異なった食べ物や飲み物が心身に与える影響を認識して、賢い選択ができるようになってください。もちろんこの過程で食べ物を徹底的に噛み砕くことは非常に重要です。

　自分にとっての正解を見つけるのは、興味深く、見極める力を磨くのにぴったりの過程です。最初は食べて良いものがなにも残らないような気さえするかもしれません。ですが、止まらずに先に進みましょう。自分のドーシャのバランスを整えている最中でも、食べ物の選択肢はたくさんあります。感じ方に現れる結果を受け入れられたときに、あなたの見方が変わります。そのときあなたはさぞ驚くことでしょう。

　自分の選択と行動に細心の注意を払ってください。責任を持ち、自分がなにを口に入れているかを知っていてください。自分に合わないものを食べたときは、コップ半分〜一杯のアロエジュースを飲むと腸内膜の回復が促せます。自分の行動のどこが無意識だったかを確認してください。なにがどうすればそうなるのかが分かっていれば、次回は別の行動を取ることができます。食材がよく分からないもののときや、食材の組み合わせに確信が持てないときは、「いいえ、結構です」と言ってください。知らない誰かが作った料理を食べることは、結果が予測できないし、理想的とは言えません。自分で料理したものか、知っている誰かが作ったものが一番です。料理人の態度とエネルギーはそのまま食べ物に込められます。

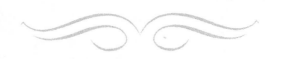

今から始める

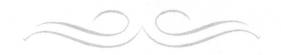

答えを見つける

　食べ物と飲み物の意識的な消費にまつわる問題の答えを見つけるには、まずは自分との関係に向き合わなければなりません。現在、多くの人がどうやったらいいのかも分からずにつながりを求めて大騒ぎをしています。あなたはコミュニティーやパートナー、有意義な人間関係を探し求めていますか？　このようなつながりはすべて、あなたが望めば手に入ります。意識を高めて食べるという行為に神聖さを取り戻すことができれば、もう一度自分の完全性を感じることができるでしょう。自分に伝えられたことすべてをする必要はないことに気づいてください。繰り返しますが、時によっては「いいえ、結構です」と言ってもいいのです。自分の望む方向に導いてくれる本質的な活動だけに集中をしてください。食べることや飲むこと、人生の他の活動もみんな同じことです。

　私たちが道から外れるのは恐怖心のせいです。なにかを逃すという恐怖心、この世界で自分がなにか足りていない存在であるという恐怖心、十分には持っていないという恐怖心、これらが行動を振り回すのです。それは、居心地が悪くて惨めで仕方がなくて、これ以上こんな気持ちではいられないという日が来るまで続きます。こうなるまで待たないでください。もう目を覚まし始めてい

いのです。もう今から、これまでとは違う選択をしてもいいのです。これが責任ある消費とスピリチュアルな暮らし方の序章です。
　これらの実践事項に取り組むところから始めるとよいでしょう。

●人生でなにが次にやってくるかを知っておく「べき」、知る「必要がある」と考えることを手放してください。自分がそうすることを邪魔しているのは自分のどんなところなのか、それを見つけて手放すのです。
●一瞬ごとに宇宙の源に降参してください。宇宙の源こそがあなたに真我の意識を深く与えるものなのですから。
●その力を暮らしの土台としてください。
●人生で困難なことがあるときも物事が上手く行っているときも、あなたの源を信頼してください。これが信念を持つための第一歩です。
●矯正すること、抵抗すること、もがくことをやめてください。人生をあるがままに受け入れてください。
●他ならぬ自分の解放のために、許して前に進んでください。
●身を硬くするのでなく、自分の信頼と自己とのつながりから方向性を発見しましょう。

　多くの人が、「しっかりと食べれば元気になるよ」と言います。ひょっとしたらそうかもしれませんが、これでは全体像は見えていません。体は、食べ物や飲み物、化粧品、化学物質、態度など、なにをどう消費しているかを表しているにすぎません。無意識な消費はあなたの態度と人生の周期に影響します。命の全てとあなたとの結合が妨げられるのです。
　体になにが起きようともあなたは不変の永遠なる魂なのだ、という可能性を考えてみてください。消費した物とその消費の仕方によってあなたの霊的意識が塞がれているなら、あなたの内に宿

る力へのアクセスも塞がれているということです。意識的な魂との絶え間なく続くつながりを保つと、その状況に関わらず、体に最大級の輝きと美と健康がもたらされます。内なるつながりと結合の感覚は、健康、平安、そして喜びに満ちた暮らしにとってあまりにも重要なのです。

　すべてすぐにしなければならない、と思うのは完璧主義者に根ざす考えですが、やがてその考えに打ちのめされてしまいます。これを放棄してください。自信が目減りします。

　今日の現実を毎日受け入れてください。物事を見通す力が日々成長しているのを感じてください。不安を感じたり打ちのめされそうになるたびに、自分に向かって「一度にすべてできなくていい。今この瞬間に必要なものはすべて与えられ、この一瞬をそのまま生きることができるのだから」と言ってください。そして、目の前の次のステップに集中してください。

　自信を大きく育てるために、徐々に小さな変化を積み重ねてください。結果的には消費に大きな意識が芽生え、宇宙とより強く結びつくことができるでしょう。その地点に身を置くことができれば、自分の周囲でなにが起きていようとも平和でいられます。

　信仰の実践がスピリチュアルな暮らし方の土台です。信仰とは宇宙の源であるエネルギーの過程を信頼するということです。そして高次の現実を信頼するということです。神やイエス・キリスト、あるいは釈迦、アッラー、最高神、大霊、宇宙意識、母なる自然、あなたのハイヤーセルフ、その他なにか、あなたが何を信じていようとも重要なのは、身を委ねて降参することです。降参とは、支配や自分の人生の結果を知りたいという思いを手放すことです。他の誰かがあなたに課した規則に委ねたりせず、内側に宿る最も奥深い場所に向かって降参してください。

　平安な心で未知なるものの中を歩むとき、そこにあるのは信仰心です。その信仰心がハイヤーセルフとの結びつきを見出すのを助

けます。自分がもっと大きななにかの一部である、と感じるために自分の意思を自ら進んで明け渡せたら、それがあなたを支え、人生の旅路を導いてくれるでしょう。

　自分の思い込みと感情の現実を受け止めてください。思い込みと感情が、あなたの人生に結果を作り出しています。あなたは常に、自分の現実の創造主であることを覚えておいてください。本当の変化を作るために、望んで自分の内側へと潜ってください。きっとあなたの真実と内なる声を見出せるでしょう。これこそがスピリチュアルな人生の過程というものです。私自身の経験上、霊性なくしては暮らしの堅固な土台はありえません。

　人生のすべての分野において、特に体内に取り入れるもの、体に直接つけるものに関する自分の行動には注意を払ってください。食べ物について、そして自分と食べ物との関係について意識的になることで、他人を喜ばせるためではなく、体裁を整えるためでもなく、「それが正解だから」するのでもなくて、自分のためになるような選択ができるようになります。

　宗教を信仰しているなら、あなたの魂に最も深く触れる部分を見出してください。宗教なしにそのつながりを見つけることを選ぶようになるかもしれません。聖典の研究や聖典がいかに自分の人生に当てはまるかに思いを巡らすことは、魂の栄養になります。一日にほんの数行を読むだけでもよいのです。少し時間をとり、いかにその読んだ内容が自分の人生に当てはまっているかを確かめてください。たくさんの時間を費やす必要はありません。ですが、一瞬の間に集中をすることで、人生に大きな違いをもたらすことができます。

　敬けんな気持ちを持ちながら行を積んで霊性を想起させることもできます。祈りの言葉やマントラかもしれないし、その他あなたに有効なものならどんな形式でもかまいません。ある人は祈りを声に出したり詠唱したりしますが、胸の内だけで唱える人もい

ます。その他の儀式をしたり感謝するということでもかまいません。大事なのは、あなたの奥深くに触れるなにか、毎日進んでできるシンプルななにかを見つけることです。

　感謝の気持ちを表し、食べ物とあなたにもたらされるすべてを讃えるのも、この旅の素晴らしい始まりと言えます。

　始めるにあたってあなたがすべきことは、ただ決心するということだけです。あなたの内側の旅を人生の最優先事項にしましょう。自然と反目し合わず、自然と連携して暮らすことで、喜び、コミュニティー、奇跡を見出すことができるでしょう。意識的な消費をして喜びに満ちた人生を送るには、時には「いいえ」と言えなければならないし、行動を減らし、単純化して、あなたが人生で選ぶものにはっきりと矛盾なく集中する必要があります。

　人生の微細な側面は、粗大な面よりもはるかに大きな影響力があります。つまり、ほとんどの場合、人生のささやかに見えることやあなたが目で見ているものの背景にあるエネルギーこそが一番大切です。あなたの行動と暮らし方の本質に意識を向けましょう。そうすれば自分のことがはっきりと見えてくるようになります。

予測できる変化

　自分の考え方や食材の選択、調理法に変化を取り入れていくと同時に、現実的な予測を立てて受け止めてください。計画を立て、どのタイミングで結果が出るべきかという期待は捨ててください。こつこつと歩みを進めてください。統合して自分の生活の一部になるだけの時間的ゆとりを持ってください。新鮮で加工されていない食材だけを食べる、特定の食材に対する考えを改めて今までとは別の新しいものを追加する、今までの食べるときの決まりごとを変える、などの変化を徐々に取り入れていってください。自分の一番奥深くに眠る自己、そして統合は、古いやり方を持った

ままでは見出すことはできないのだということを肝に銘じておい
てください。でなければ、できるものならもうとっくに実現して
いたはずなのです。古いやり方を、後で役立てるために、あるい
は「念のために」、と奥にしまいこんでいたら、いずれはそちらに
戻って古い結果しか手に入らないなどということになります。

　どのようにエネルギーをまとっているかが、あなたの態度と
なって表れます。あなたの態度はあなたの防御であり、意見であ
り、抑圧された行動パターンです。エネルギーは自然に動くもの
です。明瞭な意図があれば、意志の力で自分のエネルギーを動か
して、抑圧されたパターンをもっとバランスの整った暮らしへと
変えることもできます。

　一度に一歩ずつ変化させましょう。喪失、憤り、怒り、嘆きの
気持ちに向き合いましょう。自分では古いやり方を手放したがっ
ているとしても、このような気持ちは湧き上がるものです。明
らかに素晴らしい、最もあなたのためになる変化だとしても、こ
うした気持ちが湧くのは普通のことです。自分の感情を感じて認
めてください。感情をちゃんと経験し、その感情が過ぎ去るに任
せてください。あなたが許可さえすれば、気持ちは必ず過ぎ去り
ます。その気持ちを変えようとしたり、「押し殺そう」としたり、
気分を上げるために食べてごまかしたりしないでください。こう
した感情をあなたは経験していますが、だからと言って正しい感
情とも限りません。むしろ不正解である場合が多いです。代わり
に、オープンな心を保ちながら、この感情は変化への抵抗かもし
れない、と認めてください。これらの感情の根底にあるのは恐怖
心です。欲しいものが手に入らない恐怖、持っているものを失う
恐怖がそうです。たとえば、あなたはもう精製糖を食べるのをや
めたいかもしれません。お祝い事の席に参加できない恐怖、「ご
褒美」が食べられない恐怖、家族とつながれない恐怖を経験する
かもしれません。他人の気分を害することを心配するかもしれま

せん。恐怖心を解放してください。恐怖心を抱いていると気づいたら、その都度恐怖心を信仰心と置き換えてください。これを積極的に、毎日のシンプルな行の中で行ってください。

　あるとき、子供が三人いる家族との取り組みをしながら、徐々に変化を取りいれるのが一番良いやり方だと気付きました。家族の食べているものと食べる上で選択のせいで、この家族は頻繁に病気をしたり、その他の健康の問題を抱えたりしていました。家族は二年間にわたって精製糖を多く含んだ食生活を改め、自然の甘味の入った食べ物を少量だけ食べるようになりました。母親は時々、変化が遅いことを心配していました。そして、あるとき親戚が訪れたことがあり、それが図らずともこの家族がどれほど変化したかに気づくきっかけとなったのです。

　彼女は家族みんなが喜んで食べられる自然の甘味のヨーグルトを見つけました。義母にも自分たちのお気に入りの新しいおやつを勧めたところ、この義母は、まずいからと食べようとしませんでした。甘味が足りないと思ったのです。彼女がこの話を私にしてくれたのは、この出来事が家族の味蕾と物事の見方がどれほど変化したかを実感出来るきっかけとなったからです。自分の進歩の兆候に意識を向けてください。

　消費するものにどんな態度で向き合っているかを認めてください。暮らしのペースを落として、そして楽しんでください。あなたが正にたった今いるその場所が、一番大切な場所です。粘り強く、そして自分に優しくあってください。自分の道からは逸れずに、穏やかに思いやりに満ちた心で食事をしながら、他人と一緒の時間が過ごせるようになってください。これが、新しいセルフケアであり、自分を育み慈しむ道の始まりです。意識しながら、自分に責任を持ってください。体の声、気持ちの声が聞こえるようになってください。新たなレベルで自分に対する正直さ、他人に対する正直さを身につけることができるでしょう。その結果は

あなたの輝く瞳と透き通った肌という形で現れます！

　食べ物と健全な関係を持ちそれを楽しんでいても、そしてまた古いやり方に逆戻りすることがあるかもしれません。体が強くなり、バランスが整ってくると、ひとつ体に有害なことをすると、それは容易に気づくことができますが、結果なにかが起きたとしても小さな影響で済みます。「古いやり方でもそんなに悪くはなかったのではないか」などとすぐに考えてしまうかもしれませんが、これでは古い癖にあっさりと戻ってしまうだけです。体というのは、弱くてバランスが乱れているときに有害なことをしたら、うまく対処ができないため、その影響を感じやすいものです。

　新しい日課ができたら、それを一貫して実践することで、心が強くなり、平和的に人生に対処する力が花開きます。規律があるからこそ、安定性、根気、勇気が増すのです。けれど、これらは主流文化では培われません。自分の人生に足を踏み入れて、正直に見つめなければならないからです。自制心や一貫性がくだらなく聞こえるなら、あなたは単に他の人がなんと思うかを心配しているにすぎないのだと自覚してください。他の人がどう思うかということを手放す準備ができたときこそ、自由に向けて次の一歩を踏み出す準備ができている瞬間です。

　放縦に振る舞いたいという衝動に流されると、意思が弱まります。意思を強化する第一段階は、そのような衝動に背を向けることです。次の段階は、新しい方向性に対して全力で打ち込み、小さな成功をきちんと認めることです。この意思の強さは、困難を切り抜ける根気と我慢強さとして現れます。朽ちていく肉体ではなく、意思を含む霊的な自己を自分と同一視できるようになってください。

　新しいあなたの行動を支えるような、あなたの新しく選んだ態度と心情を複数の紙に書いて、いつも目の留まるところに置いてください。一枚のカードに新しい態度をひとつ書いて、車の中や

机の上、冷蔵庫、ベッドの隣に置いておいてください。毎日その
ことを静かに考えてください。

　負の方を向く癖がないか、人生の美しさを受け入れていないの
ではないか、とよく観察してください。転換期には、古い負のや
り方を意識的に手放して、人生の甘やかさと奇跡にもう一度集中
する必要があります。

　ある生徒が、建設現場の仕事をしている間に古いやり方に背を
向けた自分の経験を話してくれました。彼は、仲間の勧めるピザ
を断りました。ピザを食べると後で具合が悪くなることが分かっ
ていたからです。彼の中で実はピザを欲しがっていた部分もあっ
たのは否めませんが、彼は負の効果に振り回されなかったことで、
後になって良い気分でいられました。彼は自分の意思の良き使い
方を強くすることができました。すべての歩みが違いを生み、そ
れが積み重なって、やがて心が強くなり、ハイヤーセルフとの結
びつきも深まっていきます。

　意識的に実践をすれば、変化があなたに訪れます。結果に気づ
いてください。自分のために変化を認めてください。自分がどれ
ほどすごいか自慢しろというのではありません。自分で変化を
はっきりと認めるということです。そして手を休め、自分の一番
奥深くにある自己との結びつきを昇華させてください。

　これは罰を与えることでも点数をつけることでも、裁くことで
もありません。ジャンクな食べ物を食べた後で自分をひどく責め
るのは、最初にあなたが捕らわれたサイクルにとどまることです。
古いやり方は手放してください。古いやり方は、あなたを真実か
ら遠ざけているエゴの役にしか立ちません。

　自分の健康の役に立たない欲求に「ノー」と言えることは、心
の癒しと強化のための、とてつもなく大きな一歩です。まずは小
さなところから始めてください。欲望が持ち上がったら、「この
欲望通りに行動したとして、それは私の幸福と霊性の役に立つの

だろうか？」と自分に問いかけてください。この問いかけをして、心と体と魂の結びつきを優先するという決意を固めるたびに、あなたは自分個人の持つ力を育むでしょう。他にも、「この食べ物を食べると食べ物は私になにを提供してくれるの？」と問いかけて、その後で「じゃあ、実際にはなにが与えられるの？」と聞いてみてください。5分間の快楽、体重増加、途切れがちな睡眠でしょうか？ あるいは、「これを食べたら私は望む方向に行ける？ ハイヤーセルフや他のものとつながれる？ バランスと調和を感じやすくなる？」と問うてもいいでしょう。やがてこの過程は自然で明快になります。そうしてあなたの人生に恩恵とバランスがもたらされるでしょう。

欲望に背をむけるのは、頑なでいることや否定することとは違います。その代わりに、暮らし方の中からあなたのためにならないものを見つけ出して、消去してください。人生のすべての行動は、あなたを最も奥深くにある自己へと近づけるか、遠ざけるかのどちらかに作用します。人生を十分に生きるために、心と人生に責任を持ってください。

自分のことを全体の一部と認識してください。すべての自然、植物、動物、虫、子供達などの命と和合する自分の姿を感じ始めてください。人生とは娯楽を求める以上のものです。それが分かったときに、全体の一部としての自分の可能性が現実として腑に落ちだすのです。自分の欲求を満たそうとだけ望み、エゴによって思考と行動が駆り立てられているなら、結合、喜び、平安のゆとりはありません。

人生の結合と喜びと平安を励ます方法は次の通りです。

●手を休めて、真にそこに存在し、この瞬間を味わう。
●周囲の音や静寂に耳を傾ける。
●周囲の空気とエネルギーの質感を味わう。

●自分の呼吸と周囲の芳香に意識を向ける。

●子供たちの声に耳を傾け、自分がその場にしっかりと存在する。

●五感をすべて働かせて意識的に動植物との時間を過ごす。

●無言で日の出と日の入りを深く経験する。

●月の満ち欠けをたどりながら自分もその周期の一部であることを実感する。

●自然の中での長い散歩に出かけ、自分を取り囲むものに意識を向ける。

●毎日もしくは毎週一回感謝していることリストを作り、感謝の気持ちを高める。

●毎日瞑想する。たった五分意識を張り巡らせて静寂に集中するだけでも効果が出る。

●意識的であればどのような形でも良いので、そしてどのタイミングでも良いので祈る。

　毎日ひとつの修行や行動（先に書いたようなもの）に専念し、行の最中や後でどう感じるかに意識を向けるのが、人生に結合と平安を実現させるためのやり方として効果的です。そして3週間後に二つ目の行をひとつ足してください。

　自分が道を外れたり抵抗したりしていることに気づいたら、そのことを認めて、前向きに仕切り直して行を再開させましょう。とにかく続けることです。

　これは出来栄えをどうこうしようというものではありません。自分のことを採点したり批判したりすることを止めてください。規律に厳しく自分に批判的であれば、それはエゴを助長するだけです。あなたの本当の動機が、実は人に自分がどう思われるかではないか、しっかりと観察をしてください。これは無意識の行動を引き起こす動機として一般的なもので、大いなる苦悩の原因でもあります。

　やさしく根気強く取り組めば、本当に短期間でも大幅な変化が観察できます。毎日の実践によって、あなたが望めはいつでも新しい道具に手が届きます。特にストレスの多い時期にこの道具は力を貸してくれるでしょう。結びつきを強めて自らの力の源を呼び覚ますことができたとき、自分の人生の舵が取れるようになります。そのとき、あなたは無限の可能性を手にしているのです。意識してください。その力を求めてください。

　家族、職歴、社会性という点において成功を収めている経営者を対象としたある調査が実施され、対象者たちはどんなときでもきちんと内省の時間を持つことを怠らなかったことが分かりました。直感力が目覚めてより良い決断ができるようになったと感じたそうです。ある参加者は、人生の活動を減らしたところ、自分の神聖な力の源がしっかりと存在するゆとりが生まれ、そのおかげで人生のすべてにおいてより良い決断ができるようになった言いました。

　より意識的に生きることを始めると、自分がどんな消費に無意識かが分かるようになります。変化は徐々に起こしましょう。あなたの気持ちがきちんと寄り添えるように。無理やり変化をさせてはいけません。それはうまくいきません。自分の経験をしっかりと認め、心をオープンにして他者の言葉に耳を傾け、自分で決断してください。

　あなたはやがて、つかの間の楽しみを満たすよりも、魂としての自分にとって一番ためになる食べ方、消費の仕方に引き寄せられるようになるでしょう。

　自分の暮らしでも特にこの部分に関してはいかに意識が向かっていなかったかを知って、最初、あなたは衝撃を受けるでしょうし、認めるのも大変でしょう。根気強く取り組めば、高まった意識はあなたの人生にするりと受け入れられることでしょう。

　変化を起こし始めると同時に、友人家族はあなたの努力に水を

差そうとするかもしれません。もうこういうものは食べたり飲んだりしないのよ、と伝えたまさにそのものを、あなたに提供し続けるかもしれません。変わってしまったあなたのことをからかうかもしれません。彼らは大抵、自分の行動や言葉が与える衝撃や潜在的危害を分かっていません。このような行動の裏にあるのは、無意識と自分自身の抱えている不安感です。彼らがあなたにすることは、大抵の場合は自分の選択に不安感があることを反映していて、あなたには何の関係もありません。あなたは構わず自分の道を進んでください。あなたの変化が彼らの進歩を刺激するということもあります。

過去の印象を一掃すること、これも変化の過程の一部です。過去の印象は長い時間をかけて蓄積し、轍となって人生を飲み込んでしまうように感じるかもしれません。轍にはまる感覚をよく知っている気がするかもしれません。あなたとあなたの源との結びつきを邪魔する印象を癒すことができれば、大いなる喜びと平安がもたらされます。

内側で調和した生き方を実践してください。そうすれば、外側でも自由に調和した生き方を表現することができるでしょう。

人生の一分野で成長ができれば、その他の多くの分野で成長する可能性が開けます。食べ物、そして食べるという過程と自分が結びつくのを助ける変化を意図的に作ると、それが人生の他の部分にも転写されます。人生に真っ向から向き合って、あなたに与えられた素晴らしい機会に対処することができるのです。代わりに、座って動かず、惨めになって、薬で人生を麻痺させ、無意識の中で人生が過ぎていくのを見るという生き方もできます。食べ物や飲み物の消費というのは、人生でもこれほどに欠くことのできない部分であるため、ここから手がければ良いのは疑う余地もないでしょう。食べる過程に意識をもたらせば、あなた自身、地球、そしてすべての自然とあなたとを結びつけることができるのです。

今から始める

155

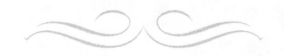

問題と答え

　心と体はこの人生を経験するための主要な道具です。体には多くの機能が備わっていて、セルフケアに大いに役立っています。一般的に、体を無視したり、機械のように扱ったり、バランスを乱すほどの過保護な扱いをしたりする傾向があります。

　食べ物と食べることにまつわる振舞いは、習慣となって受け継いでいるもので、あなたが行動に意識をもたらさなければ少ししか変化しません。健康の問題を受け継ぐ人もいます。環境汚染物質で問題が生じる人もいます。このような問題は解決不能なように見えます。そうかもしれないし、そうじゃないかもしれません。ですがあなたは食べ物と食べることにまつわる選択を通して自分の健康に大きな影響を与えることができるのです。多くの遺伝性の問題と環境過敏症は、消費に関して意識的で健全な選択をしていれば、目立たなくなります。心と体は、あなたが許可さえすれば、調和し協働します。心と体は、自己とのつながりを認めて支えているのです。

　次に記すのは、心と体と魂とのシンプルで自然な取り組みです。多くの問題解決の第一歩になります。やってみれば、なぜ心身が食べ物とライフスタイルにそんな風に反応するのかを、より一層理解することができます。本書のその他の実践事項も役立ちます。アーユルヴェーダのハーブが必要なときもあるかもしれません。

この章のタイトルは「問題と答え」ですが、ヨガとアーユル
ヴェーダは症状を治療するものではありません。原因を根絶して、
健康と長寿のために長く続く変化を引き起こすのがヨガとアーユ
ルヴェーダです。このことを忘れないでください。リストアップ
した提案項目にはバリエーションもありますが、一貫して通じる
土台があります。他のことはすべて今まで通りで、症状を修正す
ることが意図ではありません。究極の目的は、バランスと結びつ
きであることをいつも念頭においてください。この章があなたの
内側と外側のすべてがつながっていることが見えるきっかけとな
ることを願っています。たとえタイトルが自分に関係がなくても、
すべてのセクションに目を通すことをお勧めします。自分のため、
あるいは知り合いの誰かのために役に立つ道具が見つかるかもし
れません。

血糖値の変動

血糖値の急上昇は、大抵の場合、精製糖、カフェイン、加工食
品のような消化を妨げ、たとえばプロテインのような食物の吸収
を邪魔する食品の摂取で起きています。甘いものを大量に食べる
と常に甘いものを欲するようになり、糖尿病や肥満を促進します。
糖分の取りすぎに呼応して、体のバランスがひどく乱れ、血糖値
がピークになり、そして下がります。さらに、この周期を迎えた
結果、腸の中でイースト菌が増殖することが多く、その他多くの
バランスの乱れも増えて、それが血糖値の変動の一因となってい
ます。腸の内膜のバランスが崩れているときは、アグニが乱れて
います。体内のホルモンバランスが乱れ、必要以上に感情的になっ
たり自己意識の喪失を味わったりする結果になります。

体のバランスを整える最初の一歩として、防腐剤の入っていな
いアロエジュースを毎朝毎晩コップに半分ずつ飲むと良いでしょ

う。砂糖が使われているもの、加工食品、精製された穀類（パスタ、クスクス）、カフェイン、アルコールはすべて食生活から排除してください。こういうものが血糖変動の問題に大きく関わっています。甘いものが食べたくてたまらなくなったら、代わりに果物を一つ食べてください。他にも、毎日食べるもの中に、火の通った全粒の穀物や、血糖変動の恐怖を和らげるためにヴァータを落ち着かせるその他の食材を取り入れてください。一日中食べることに関しては「消化トラブル」のセクションを読んでください。

バランスが乱れているドーシャ
- ●ヴァータ過剰
- ●ピッタ過剰の可能性もある
- ●カパが過剰なときもある

参照セクション
- ●付録 A – レシピ
- ●消化トラブル
- ●アーユルヴェーダ食材分類
- ●支配という幻想を手放す

慢性疲労と病気

　慢性疲労は病気の進行を表す段階の一つです。いつも疲れていると感じていて、風邪や流感にかかりやすいなら、あなたの暮らしによって免疫が損なわれ、バランスの乱れが生じています。多くの人が、どれほど具合が悪くて疲れているかに気づいていません。それが「普通」になってしまっているのです。少なからぬ人数の人たちが、かなりの頻度で気分が悪い、具合が悪い、と感じている事実を認めようとしません。

　このような問題を長期的に良い方向に導くには、食べ方と暮ら

し方をきちんと整えることが最も包括的な解決法です。排泄は乱されやすく、すぐに下痢か便秘になります。その結果、体内で毒素が逆流し、疲労感が生じたり病原菌に感染しやすくなります。精製糖、加工食品、カフェイン、アルコールを断つことから始めるとよいでしょう。エネルギーの源などと謳うサプリメントの摂取をやめてください。体が治癒すること、自然の機能を取り戻すことを待ってください。

　一番多く見られるのは過剰なヴァータです。残り二つのドーシャがバランスを乱す傾向は、個人の体質と暮らし方で変わります。あなたが痩せ型で疲れているなら、あなたに合うのは温かい火の通った栄養たっぷりの食べ物です。たっぷりのギーやあなたの体質に合ったオイルと一緒に食べるのがよいです。あなたが太り過ぎで疲れがたまっているなら、新鮮な食べ物、スープ、少量のオイルを食べるとよいでしょう。甘いものは食べてはいけません。食後に適度な散歩をするのもよいでしょう。どのような場合でも、砂糖、アルコール、カフェインのような刺激物はあなたを脱水させ、エネルギーを減らすので、摂取してはいけません。最も癒し効果が高いのは、サットヴァの食材と、選び抜いたアグニを支えるためのラジャスの食べ物の食生活です。

バランスが乱れているドーシャ
●ヴァータ過剰
●あなたが痩せ型の場合はカパが欠乏している可能性があり、ピッタが過剰な可能性もある

参照セクション
●便秘と脱水
●消化トラブル
●意識的な消費
●食べ合わせ

●食べる過程、飲む過程

便秘と脱水

便秘とは、家のゴミ箱の中身を空にしないようなものです。内容物がすっぱくなり、腐り、不快な臭いを放ち、病原体におあつらえ向きの環境を作ります。心でも同じことが起きているのです。便秘は、不健康な食生活、脱水、感情にしがみつく、不健全なライフスタイル、運動不足の結果です。不健康な食生活は、食べ過ぎ、少食過ぎる、前の食事が完全に消化する前に食べる、不適切な時間に食べる、バランスの悪い食材を選ぶ、などを含みます。

バランスを整えるのに、適切な水分補給と排泄は欠かせません。排便は毎日二回から四回が健全です。朝起きてすぐと毎食後２０分に排便するのが理想的です。前日に普通の量の食事をしたけれど、このような排便ペースではないなら、あなたは便秘です。

便秘は通常は脱水と関わっています。脱水はほとんどの重病の構成要素です。多くの人にとっては脱水していることが通常の活動状態になっています。これは便秘と下痢のパターンとなって表面化するかもしれません。

水を飲んで体が水分補給できていないと、食べたものに含まれるバランスを整える特質を味わうことができません。新鮮できれいな水を毎日飲んでください。水には汚染物質が含まれていないこと、できる限りプラーナに満たされた水であることが大事です。これはあなたの健康と幸福を大きく左右する大切なことなのです。こうして正しく水を飲むと、今までよりも規則正しく排泄するようになるでしょう。体が効果的に排泄（排尿、排便、発汗）できていないなら、アーマが蓄積しているということです。さらに、肌が乾燥してぼろぼろに崩れます。

消化と体内バランスを最適に保つために、お白湯か室温の水を

飲みましょう。冷水は飲まないようにしてください。アグニを弱めてバランスの乱れを引き起こします。

　朝起きてすぐに、コップ一杯のぬるま湯で口をゆすぎ、その後でコップ一杯の白湯を飲みます。一晩寝た後は体が水分補給を求めています。朝一番に水を飲むことで、排泄が刺激され、消化管が朝食を消化する準備を始めます。　ぬるま湯でうがいをして過剰なカパを除去するのにもぴったりのタイミングです。

　食事や運動の20〜30分前にコップ半分程度の水を飲んでください。喉の渇きと空腹の違いが分かると、いつもの量を食べなくなるかもしれません。食事中よりも食前に水を飲む方が、徹底的に噛み砕くことを強調しやすくなります。そして食べ物を流し込む可能性も排除できます。消化を改善して食事を楽しむためにゆっくりと食べてください。

　強い渇きがあったら、食事中にコップ半分の水を飲んでください。食事中または食後に大量の水やその他の飲み物を飲まないようにしましょう。消化酵素が薄まり、消化過程がうまく進みません。一時間おきにコップ半分の室温の水かお白湯を飲むと、一日を通してちょうど良い量の水分補給ができて、最適な消化を支えることができます。健康的な結腸とは、水分で潤った結腸です。いかなる病気も結腸のバランスの乱れが要因になっていて、多くの場合は脱水が原因です。

　水やその他の飲み物で過剰に水分摂取をしてはいけません。腎臓に負担がかかり、価値ある栄養素が洗い流されてしまいます。これが軟便や慢性的な脱水状態の原因になっている人もいます。なんでも過ぎればバランスを崩すのです。一貫性が大切です。活動の内容や住んでいる環境によって多少変動しますが、目安として一日に約一リットルの水を飲んでください。

　もし今便秘なら、食べ物に少量のアマニの粉末をかけて健全な排泄を促しましょう。新鮮な果物や野菜を食べることも必要な水

分量を体に保つのに役立ちます。食後にほどよいペースで百歩〜千歩のゆったりとした散歩をすれば消化の補助ができます。全力で歩いてはいけません。食事の直後に横になってはいけません。消化がさまたげられて便秘を引き起こします。

　本書に載っている野菜やキッチャリーのレシピは、新しい食べ方への移行で役立つでしょう。乾燥した食べ物の消費は最小限に抑えてください。ほとんどの豆やクラッカー、サラダを避けてください（挽き割りムング豆やホールのムング豆は食べても大丈夫です）。

バランスが乱れているドーシャ
- ●ヴァータ過剰
- ●ピッタが過剰な可能性もある
- ●カパの過剰か欠乏の可能性もある

参照セクション
- ●意識的な消費
- ●アーユルヴェーダ食材分類
- ●付録A、キッチャリーレシピ
- ●食べる過程、飲む過程
- ●消化トラブル
- ●関節の硬さと痛み

消化トラブル

　消化が妨げられるとアーマが生成されます。その結果、強く、ときには酸っぱさを伴う体臭と、ニキビのような肌トラブルが生じます。良い質のバランスの取れた食べ物を食べている人たちの多くは、それでも未だに毒性のある体臭を放っています。体内に蓄積されたアーマのせいかもしれません。アグニが弱い、あるい

はバランスが乱れていると、カンジタ菌の異常増殖や病原菌、病気の影響を受けやすくなります。

　体は、艶のない髪や弱い爪、肌のしみ、発疹、血色が悪い、体臭が強い等、様々な形で消化の不調をはっきりと反映します。顔や首、上背部のニキビも消化不良がある証拠です。消化が妨げられていると、肩甲骨の真上と間にある筋肉が痙攣し、かなりの痛みを伴うことがあります。

　アグニ強化と最適な消化のためには、考慮すべきとても大切なことがいくつかあります。現代では多くの人が消化の問題に悩まされていて、様々な薬や自然療法で治療しています。急いで慌てて行動することが（特に食事に関して）日常茶飯事です。消化不良の要因が一つはっきりしています。大慌てで食べてきちんと噛まないことです。徹底的に噛み砕いていない食べ物は、消化の準備ができていません。唾液がしっかりと食べ物と混ざり合って、初めて酵素が消化の過程を始めることができるのです。食べ合わせが悪いことも消化不良の重要な一因です。

　朝食 (breakfast) は睡眠中の「断食 (the fast)」を「破る (break)」という観念が語源です。なにか軽くてシンプルなもので十分です。体に目覚めるチャンスを与えてください。朝食は七時ごろかそれ以降に食べるのが理想的です。重労働が待っているのであれば、多めの朝食が適切かもしれません。いずれにせよ、朝食に砂糖を入れてはいけません。

　前日の夕食が完全に消化されていなかったら、翌朝はだるい感じが残るでしょう。「元気を出して」一日を過ごそうと、そこに食べ物を追加したりカフェインのような刺激物を入れたりすることは、定番の対処法には違いありませんが、バランスの乱れを引き起こしてアグニを弱めます。結果、最初の刺激の後にはさらなるだるさとアグニの低下が待っています。刺激物や砂糖の入った甘いものを食べると、体は渇望と脱水の有害パターンへとまっし

ぐらに突き進むでしょう。

　自分の消化を観察するときは、外側の人生をどう消化しているかも考えてください。人生の現実に抵抗がある（つまり人生が消化できていない）と、食べ物の消化が妨げられます。人生の外側の消化と内側の消化は合わせ鏡です。片方の消化が乱れていると、もう一方もすぐに乱れます。

　大抵の消化不良は、体が機能不全を起こしているからではなく、負の態度があることが原因です。消化に関する問題を取り除きたいなら、薬やサプリメントにお金を費やして体に言うことを聞かせようとするのではなく、そばにある本当の問題に向き合ってください。身体的な兆候は体の通信手段です。問題が隠れていますよ、と言っているのです。あなたが移行期間を迎えている間に体を助けるのも良いのですが、あらゆるレベルで本当の消化の問題に対処できれば、あなたは自然に調和とバランスへと導かれるでしょう。体は生まれながらにどうすればいいかが分かっています。体にその機会を与えれば、自尊心が高まります。最も力強いのはあなたの態度です。

　消化にたっぷりと時間をかけ、消化に優しい、火の通ったものを食べ、夜遅くには食べないこと。これらは重要な変化です。これができれば、消化力は大いに改善されるでしょう。

バランスが乱れているドーシャ
　●消化が遅いときは、ヴァータかカパが過剰
　●胸焼けはピッタが過剰

参照セクション
　●食べる過程、飲む過程
　●食べ合わせ
　●新しい食材を取り入れる

寝起きの悪さと胃もたれ

　前夜に食べたものが胃の中に残っていて寝起きが悪いと、心と体も鈍ります。毎朝このような経験をしている人は大勢います。低品質の食べ物と食べ合わせが悪いこと、前者二つで発症することが多い食物アレルギー、一回の食事で食べ過ぎること、前の食事が終わってから時間を空けずに次を食べること、寝る直前に食べること、これらが最もよくある原因です。このどれもがアグニを弱らせ、体内ではアーマが蓄積します。そしてあなたの気分がすぐれないという結果になるのです。

　遅くとも寝る三時間前に、ドーシャに合う新鮮な食べ物を適量だけ食べてください。これで朝の気分が大きく変わります。あなたの消化が遅いなら、食事から寝るまでの時間をもっと空けましょう。睡眠がずっと安らかになり、寝覚めもすっきりします。前回の食事が完全に消化されていないうちに食べると、消化が弱まってアーマが蓄積します。食間にしっかりと時間をとると、アグニを強く保つことができるのです。

　このような行動を変えることで、祝日の行事や祝い事の後で具合が悪くなるなどということを避けることができます。祝日の後でかかる病気のほとんどは、食べ過ぎ、低品質の食べ物、粗末な食べ合わせ、過度の砂糖とアルコール摂取のせいです。アグニが傷つけられて弱っていると、体は寒い気候や他の人の病気にさらされたときに対処しきれません。アグニが強いと、それは免疫系が安定しているということです。そして問題が現れる可能性も低いのです。

　こんなにも一般的な砂糖漬けや病気、それらがない素敵な祝日も可能なのです。過度に食べることや、自分のためにはならない食べ物に「いいえ、結構です」と言えば、大いなる健康と心の平安が約束されます。祝日を楽しむための健康的で特別な食材はあ

りますが、あくまで適量でなければなりません。祝日の持つ愛と
豊かさのすべては今でもあなたの手に届くところにあるのです。

バランスが乱れているドーシャ
  ●ヴァータ過剰
  ●ピッタ過剰の可能性もある
  ●カパ過剰の可能性
参照セクション
  ●食べる過程、飲む過程
  ●食べ合わせ
  ●便秘と脱水
  ●食べ過ぎと体重管理の苦闘

歯茎と歯と口臭

　消化が不完全もしくは妨げられているときは、アグニのバラン
スが乱れて体がアーマを蓄積しています。尿、便、汗は健康的な
人間にとって自然のことです。消化不良のせいでこの三つが自由
に巡っていないと、心身の具合が悪くなります。その影響が歯、口、
歯茎、息、体臭に現れるのが分かるでしょう。

　消化は口で始まるので、口の中に強い口臭スプレーや化学物質
を使った歯磨き粉を入れることも消化のバランスを乱す要因にな
ります。正常な口内フローラがいったん乱されると、口が臭いま
す。口臭がすると、もっと口内洗浄液と歯磨き粉を使って治そう
隠そうとして、悪循環に拍車がかかります。

　以前インドでは、ニームの木の枝で歯と歯茎をきれいにするの
が当たり前で、それで十分きれいになりました。苦味と渋味のあ
るアーユルヴェーダの歯磨き粉がありますが、これは口内フロー
ラのバランスを乱しません。ニームは最も一般的で効果の高い原

材料です。

　自分のきれいな歯をすべて保っている、ある高齢の歯科医がいます。彼が私に、シンプルで効果的な虫歯と歯周病予防を教えてくれました。彼は、単に12時間おき、もしくは一日二回、口内の細菌の邪魔をすれば病気にならないのだ、と言いました。その方法は次の通りです。

●タング（舌）クリーナーで舌を磨きます。舌に付着するものの色と場所を観察します。これで、消化においてどこになんの問題が起きているのかがわかります。金属製か竹製のタングクリーナーを使い、舌の奥から先端に向かってそっと引いてください。白色（カパ）、黄色（ピッタ）、灰色（ヴァータ）の物質の蓄積があると、アーマがあることと消化が弱っていることが分かります。

　ある生徒は、プラーナに満ちたものを意識的に食べることで舌を健康的に保つことができた、と言いました。体質に合わないもの、低品質の食材、早食いによって即座に舌の状態に影響があらわれ、二日後には顔にニキビが出ました。意識的になって、「故障したら治せばいい」暮らし方をもう卒業しましょう。

●湿らせた清潔な歯ブラシを歯に対して45度の角度で当てて、歯の表と裏の歯肉沿いに、歯と歯茎の間に差し込むように、そっとブラシを押し当てます。これをすべての歯に行います。口をゆすぎ、水で徹底的に歯磨きをします。歯茎をブラシでこすってはいけません。必要に応じて歯を磨きます。口をゆすぎ、もう一度水で徹底的に歯磨きをします。歯にたまる歯垢は消化不良の兆候があるということです。
●最後に、すべての歯と歯の間をフロスできれいにし、口を徹底的にゆすぎます。

他にもケアが必要と感じたら、一日の最後の食事の後で、ティーツリーオイルを二滴垂らした水を口に含み、くちゅくちゅとうがいします。

　この手順で歯茎から出血する人も、あるいは初めて試してみたら出血したという人も、気にせずにどんどんと続けてください。すぐに出血しなくなります。そうなると、歯茎や出血の原因になっていた病巣に蓄積する細菌を除去できたということです。歯と歯茎の状態はこれでよくなります。毎日五分、ゴマ油を口に含んでくちゅくちゅするうがいも、歯茎と歯の状態を保つのに役立ち、顔のしわをとってくれます。

　砂糖や着色料、発泡剤、抗菌剤入りの歯磨き粉からすると急激な変化に感じるかもしれませんが、その結果には驚嘆します！　口腔内と体内において、細菌、菌類、ウィルスの健全なバランスが自発的に再建されると、健康と健やかな暮らしが増大します。最終的には、消化も歯も銀行口座も大きな恩恵を受けることになります。

　歯茎が下がるのを食い止めてその不快感を取り除く、シンプルな方法を紹介します。排泄のときにそっと歯を噛みしめてください。排尿時、排便時に行ってください。毎回これをして一週間から一ヶ月経てば、歯茎が引き締まって痛みや歯根の露出がなくなっているはずです。下がった歯茎や露出した歯根用の特別な歯磨き粉などはもう必要なくなるかもしれません。

バランスが乱れているドーシャ
- ●ヴァータとカパが過剰
- ●ピッタも過剰の可能性

参照セクション
- ●消化トラブル
- ●便秘と脱水
- ●アーユルヴェーダの原理原則

精製糖、塩、加工食品の常習的摂取

　現代社会で最も中毒性が高いのは、精製糖／白砂糖です。その中毒作用で、瞬間的満足感を与えて一時的にさまよう心を支配します。凝縮され精製された甘いものは人間にも動物にも不健康です。研究によって、精製糖の摂取によって人間と動物の血糖値の乱高下が起こることが分かっています。凝縮された甘いものは人体にとって有害です。子供たちが甘いものを食べると活動過多になったり興奮したりし、その後でだらっとしたりするので、その負の影響は明らかです。大人も同様に、白砂糖によって気分がが急上昇して急降下しますが、大人の方が自分の気持ちを隠すのが上手です。大人はカフェインや薬などの他の物質を摂取して、これを無効にしようとします。精製糖は強い中毒性があります。精製糖は内分泌系のバランスに干渉し、体と魂の間を大きく分離させます。

　加工された塩を過度に摂取すると、精製糖に似た影響が体に現れます。岩塩は高濃度の海塩や食卓塩に比べて温性の作用が低めです。塩は調理後に振りかけるのではなく、食材と一緒に調理しましょう。適量だけを使用するのも大切なポイントです。

　毎日精製糖を摂取して塩分を摂り過ぎていると、腸の内膜のバランスが乱れ、アグニを阻害し、ホルモンバランスの乱れや鬱、肥満を引き起こす原因になります。魂は内分泌系を通じて体とつながりますが、内分泌系はホルモンを分泌する器官です。ホルモンバランスが乱れていると、あなたは自分の内にある源とのつながりを傷つけていることになります。あなたは「そんなの気づかないよ」と言うかもしれません。ですが、気づかない理由は、そもそもあなたが分離状態しか知らないからかもしれません。体に起きていることを否定して認めようとしないのはよくあることです。新しい姿勢と道具で取り組みを始めるにつれ、否定の鎧も剥がれ落ちていくことでしょう。

精製糖と塩分過多で生じる劇的な周期によって、身体面と感情面に大きな問題が起こります。体を浄化する準備が整ったとき、体と感情が離脱症状を引き起こすかもしれません。これまで隠していた気持ちが浮かび上がり、これを渇望という形で経験するかもしれません。いつの間にか他のもので代用していることに気づくかもしれません。ひとつ前の段落で読んだ内容が気に入らないとしたら、そこに執着があるという兆候かもしれません。試しに三ヶ月かそれ以上、精製糖を断ち、調理後に塩をかけるのを止めてみてください。そして様子を観察してみてください。あなたの人生のためになる賢い選択をしてください。

　バランスを保つこと、そして人生を完全に生き切ることに身を捧げると、自分に有害で中毒性があるものを避けるようになります。その結果、以前には味わったことがないような、明晰さと内面の平安が手に入ります。自分のことをちゃんと気にかけてください。もっと頻繁に料理をしたり、レストランでも特別な要求をしたりしてください。

　食事から一切の精製糖と加工食品を抜くことが最初の一歩です。「アーユルヴェーダ食材分類」に載っている新鮮なサットヴァの食べ物と特定のラジャスの食べ物だけを食べてください。果物は生で、それだけで食べてください。他の食材と一緒に食べず、食間に三時間以上空けて食べてください。オーグメンティングの食べ物を60%、エクストラクティブの食べ物を40%のバランスで食べてください。なにかを食べたくてたまらない衝動が感じられたときは、生の旬の果物を一つだけ食べてください。

バランスが乱れているドーシャ

- ●ヴァータが過剰
- ●倦怠感と肥満はカパが過剰
- ●ピッタが過剰の可能性

参照セクション
- ●アーユルヴェーダ食材分類
- ●機能障害を見極める〜依存症について〜
- ●血糖値の変動
- ●付録A - レシピ

腸内のガスとげっぷ

多くの人が、食後にガスが大量に溜まったり、長いげっぷをするのは普通だと考えています。食後に横にならなければいけないのも普通と考えている人も大勢います。健康的でバランスのとれた食事をしていたら、こんなことは不自然です。これは、あまりに頻繁に食べたり、早食いをしたり、食べ過ぎたり、低品質の食べ物を食べたり、食べ合わせが悪かったりして、すっかりバランスを乱されたアグニが主な原因です。

食べる速度を落として、食べたものが口の中で液状になるまで徹底的に噛み砕き、食間は四〜六時間空けて、両手のひらで受け皿を作り、その上に乗る分量だけを食べてください。変化を起こし始めたら、毎食後にどう感じるかを観察し、その結果を、なにをどう食べたかとつなげてみてください。

多分、腸の内膜は傷ついているので、コップ半分のアロエジュースを毎日飲むとバランス回復を助けることができます。症状が大きく改善されるまでは、豆類の摂取を最小限に控えてください。便秘もガスとげっぷの原因かもしれません。

バランスが乱れているドーシャ
- ●ヴァータが過剰
- ●ピッタが過剰な可能性もある
- ●大抵カパが過剰

参照セクション
- ●アーユルヴェーダ食材分類
- ●食べる過程、飲む過程
- ●食べ合わせ
- ●消化トラブル

気分の浮き沈み

　劇的な気分の浮き沈みは、大抵の場合、過剰な刺激や興奮、期待を経験した結果です。上がったものは下がらなければならないのです。興奮する期間があれば、それは同じだけの落ち込み期間を伴います。興奮することにばかり気を取られ続けていると、呼応するように同じだけの落ち込みを経験します。興奮に執着せずとも良い人生を送ることはできます。

　気分の浮き沈みは腸内のイースト菌の異常増殖が原因であるということも考えられます。この異常増殖は、便秘、甘いものの摂り過ぎ、加工食品、ストレス、カフェイン、アルコールなどが原因かもしれません。腸の内膜のバランスが乱れると、ホルモンバランスも崩れて、気分が揺れ動きます。これは、女性の生理周期と連動して女性に多く見られがちですが、男性にも女性にも起こり得ることです。

　先に触れた心の執着に合わせて、ピリッと辛い食べ物を渇望したり大量摂取したりして気分を上げる人がいますが、必ずあとで気分の落ち込みを経験します。

　まず手始めに、自分の体質にあったサットヴァの食べ物を食べて、腸の内膜を回復させるとよいでしょう。先に述べたような、害になるものは排除しましょう。毎日コップ一杯のアロエジュースを飲みます。興奮することからは目を背け始めてください。そうすると、静かな深い喜びが内側に広がるでしょう。実践と勇気

が必要です。自分の選択を支えるために、自分の勝利をきちんと
認めてください。心穏やかに。

バランスが乱れているドーシャ
- ●ヴァータが過剰
- ●ピッタが過剰な時もある
- ●大抵の場合はカパが過剰

参照セクション
- ●アーユルヴェーダ食材分類
- ●意識的な消費
- ●呼吸エクササイズ
- ●支配という幻想を手放す

食べ過ぎと体重管理の苦闘

　大抵の食べ過ぎは、無意識のうちに長い期間で身についた癖で
す。もっと詳しくは「自分の機能不全を認識する」にあるのでそ
ちらを参考にしてください。癖を助長するのは体内のバランスの
乱れです。

　様々な状況下で食べる人を観察して分かったのですが、背中を
丸めてかがみこむように食事をしている人は、食べ物との関係に
未解決の問題を抱えているようです。かがみこんでいない人は、
食べ物に対しての姿勢が異なるように見えます。あなたが背中を
丸めてテーブルにもたれかかって食事をする人なら、姿勢に意識
を向けて、体を起こした状態で食事をしてください。背筋を伸ば
して食事することになんらかの抵抗を感じたら、その気持ちを表
に出してしまって、それから気持ちを処理します。食事中の自分
の呼吸の観察も良いでしょう。時々休憩をはさんでゆったりとし
た深呼吸をいれましょう。食事中の姿勢に気を配りながら深呼吸

も入れることで、身体面と心理面の両方に効果が現れます。

　あなたの感じる空腹感が真の空腹感なのか、もしくは気持ちや感情から目を逸らすために心が逃げ場を求めているだけなのかを見極めるための、とてもシンプルな方法があります。左右の小鼻の開き具合をチェックすると、体がまだ食べ物を消化中か、アグニの火を強く燃やしているかが分かります。一日中どのタイミングでも、片鼻の方が反対の鼻よりも塞がっています。右鼻はPingala ピンガラと呼ばれ、太陽とアグニを始めとする体の熱に関わりがあります。左鼻の Ida イダは、月と体の冷却に関わりがあります。空腹を感じたら、どちらの鼻がより開いているかを確かめてください。片方の小鼻を指で閉じて、反対の鼻で息をします。空腹感が本物なら、最後に食べたものの消化はもう終わっているので、左鼻よりも右鼻の方が開いているはずです。左鼻より右鼻の方が閉じている場合は、体がさっき食べたものをまだ消化中であるということが分かります。

　最後に食べた食事の消化がまだ終わっていないなら、心があなたになにを告げようと、そこでなにかを食べてはいけません。部分的に消化された食べ物の上に新たに食べ物を入れると、的確な酵素が利用できずに、消化の混乱が起きてしまします。その結果、ガスが溜まったり、消化の質が落ちたり、アグニのバランスが乱れたり、体内にアーマが蓄積したりします。

　深呼吸を 12 回繰り返し、コップに半分の水を飲んでください。その後で、それでもまだ空腹かどうかを確かめてください。確かに空腹を感じているなら、自分の避けている感情や状況を受け入れてください。感情というものは、きちんと目を向けて処理することを拒まなければ、やがて終わるものです。自分が感情そのものになったり、感情の影響を受けてそのまま行動に移したりしないでください。感情のせいで死ぬことはありません。感情が心にあるからといって、それについてなにかしないといけないという

ことではありません。感情は、あなたの元を訪れ、そしてあなたが許可すれば、消えてなくなります。あなたの望むタイミングでは消えないかもしれません。ですが、あなたが感情や人生とは「こうあるべき」という考えを手放せば、必ずこの過程は早くなります。

　感情とは、単なるエネルギーの動きに過ぎません。こういう感情を中に詰め込んでそれから逃げるのは、とてつもなく大きなエネルギーが必要です。さらに、感情を詰め込んでも、それは消えたのではなくて、まだそこにあるということです。ほとんどの場合、こういった感情は間違っています。食べることで感情から逃げると、あなたは自分の真実からは遠ざかり、苦しみ、肥満、その他の重病に追い込まれます。感じているのが本物の空腹感ではないなら、体の準備ができるまでは食べないと意識的に決意してください。一人でできないなら助けを求めてください。

　どのくらい食べたら良いかですが、両手に乗るだけの分量を食べるようにしてください。そうです。あなたは天がデザインした存在なのです！　胃の容量の三分の一は食べ物で、もう三分の一は食前に摂る水分で満たし、残りの三分の一は空にしておいてください。二分の一、四分の一、四分の一が完璧なバランスだと提唱しているアーユルヴェーダの出典元もあります。私はこのふたつの見解の間のどこか、自分がどう感じるか次第で選んだところが理想だと思っています。大事なのは食べ過ぎないことです。水分を摂りましょう。けれど摂りすぎてはいけません。スープやシチューのように、食べ物の一部で水分を摂っているかもしれません。このバランスは、消化を最適化し、アグニに火をくべ、明晰な精神を促すためのものです。自分がどう感じるかに意識が向けられるようになると、多すぎがどういうものかが認識できるようになるでしょう。

バランスが乱れているドーシャ

- ●ヴァータが過剰
- ●カパが過剰
- ●ピッタが過剰な可能性もある

参照セクション

- ●アーユルヴェーダ食材分類
- ●自分の機能不全を認識する〜依存症について〜
- ●食べる過程、飲む過程
- ●精製糖、塩、加工食品の常習
- ●消化トラブル

睡眠トラブルと不安

　通常、睡眠の問題は、過度の刺激とドーシャバランスの乱れが原因です。刺激はカフェインや精製糖、加工食品など、あなたが食べたもの由来かもしれません。頑張り過ぎ、過労、パソコンの長時間使用、運動不足、映画鑑賞、未解決の感情も睡眠トラブルの原因にあげられます。

　不安は、人生の事の成り行きや物への執着の結果です。過度の睡眠で不安感から逃げる人もいれば、一切眠ることができない人もいます。このせいで疲弊し、ますますヴァータ・ドーシャの悪化を引き起こします。詳しい情報は、「自分の機能不全を認識する」の章を参考にしてください。

　アーユルヴェーダでは、睡眠トラブルの対処法として、コップ一杯の温めた牛乳にナツメグ、カルダモン、シナモン（スパイスは体質とそのときの必要性に応じて決める）をひとつまみにギーとハチミツを入れたもの（このふたつを同量入れることは避ける）を寝る直前に飲むことをお勧めしています。体内のピッタ（火）が過剰になっている場合は、ハチミツの代わりにメープルシロッ

プを使用してください。経験上、こうすると平安な眠りへと促されて不安が減ります。

　さらに、生の食べ物よりは火の通った温かいものを食べ、乾燥したものを作るよりは油を使用する調理法で料理してください。寝る直前に、足の裏と頭頂にゴマ油を優しく塗り込んでください。これがヴァータの鎮静を助けて安眠へと誘導し、不安感も減らしてくれます。足裏の力強いマッサージは逆に体を刺激するのでしないようにしましょう。油がシーツにつかないように、靴下を履いてください。

バランスが乱れているドーシャ
- ●ヴァータが過剰
- ●ピッタとカパが過剰な可能性もある

参照セクション
- ●アーユルヴェーダの原理原則
- ●アーユルヴェーダ食材分類
- ●消化トラブル
- ●付録A、キッチャリーレシピ

関節の硬さと痛み

　関節に問題を抱えている場合は、ナス科の食べ物は硬さを悪化させる可能性があるため、食べる量を最小限に抑えるか、一切食べないようにしてください。ナス科の食べ物とは、ジャガイモ、トマト、ナス、パプリカ、ピーマン、甘唐辛子を含みます。これらの食材を最低三週間抜いてみてください。そしてどう感じるか様子を観察してください。

　関節の不快感は、体内がひどく乾燥しているせいかもしれません。つまり、ヴァータが過剰になって、本来の居場所である結腸

を出てしまったということです。毎日自分にオイルを塗り込んでください。アーユルヴェーダには、関節の過剰なヴァータに役立つハーブを煮出したオイルがあります。まずは手始めに、生のゴマ油か体質に合ったオイルを使用するのも良いでしょう。手の平を使って関節にオイルを塗り、関節に栄養を与えるようなつもりでしっかりと擦り込みます。最初に仙骨に塗って、脚に手を滑らせて足先までオイルを塗布します。次に胴体の残りの部分と腕、手にオイルを塗り、次に首と頭に塗布します。最低そのまま20分置いてから、お風呂に入り、石けんを使わずに温かいお湯で洗い流します。五分しか時間が取れなかったとしても、ずいぶんと改善されるでしょう。これで肌と関節がもう一度潤います。硬さと痛みの原因は、体内のアーマです。大抵の場合は、低品質のものを食べ、食べ合わせが悪く、食べ過ぎや早食いなどの悪い食べ癖が原因となってアーマが溜まっているのです。

バランスが乱れているドーシャ
- ●ヴァータが過剰
- ●ピッタが過剰な可能性もある

参照セクション
- ●アーユルヴェーダ食材分類
- ●食べる過程、飲む過程
- ●食べ合わせ
- ●消化トラブル
- ●便秘と脱水

調和とバランスの発見

古いやり方から新しいやり方へ

　最も奥深くにある自分自身との結びつきを回復させ、新しい行動を継続して実践することは、不健全な食べ方飲み方を改める上での重要な手がかりです。心を開いて自分のハイヤーセルフを見出そうと決意した瞬間から、エネルギーは変わります。思考の微細な変化はあなたの認識を変えます。この認識の変化があなたの思考を変容させます。似たものが似たものを引き寄せます。つまり、消費に関して高次の波動に焦点を合わせれば、その分だけそのレベルの波動を引き寄せる、ということです。

　場合によっては伝統を見直したり手放したりすることに積極的になってください。自分の一週間をつぶさに追いかけてください。手放したいと思う活動や儀式を選び、本当に手放してください。自分の真実に訴えかける新しい儀式を作り、実践して、新しい道を切り拓いてください。

　正月など家族が集う祝日には、積極的に以前と違うことをしてください。意識的にはっきりと、自分が変わることを支えてくれる人たちと一緒に過ごすという選択をしてください。古いやり方に固執してそうな友人家族を招待して、新しいやり方を試してもらってください。あなたも驚くかもしれませんね。どのような状

況下でも、自分の健康と健やかさを犠牲にすることなしに、実施可能な解決策はあるのです。アーユルヴェーダの経典では、このことを次のようにシンプルに述べています。「体の内なる知性は究極にして至高の天才です。宇宙の叡智をそのまま映し出しているのです」。

健康、体、健やかさに取り組む技術や方法は数多あります。その多くは根拠があり、役に立ちます。節度を守ること、これが重要な鍵です。自分の体質に合うような、穏やかに多様な食材を使っていると、暮らしと自分が調和しやすくなります。シンプルさを保ち、結果にしっかりと意識を向けていてください。

健康的な暮らし方への移行期にあなたの癒しを助けるのは次のような行動です。

● ゆるやかな浄化作用のある食材を食べて毒素を一掃しましょう。週に一回はキッチャリーの日にしてください。浄化のためのキッチャリーレシピは付録Aを参照してください。
● プラーナがたっぷりの食材を消費しましょう。エネルギーと活力が高まります。
● メインとなる食事はできれば日中に済ませ、夜は軽めに抑えてください。睡眠と性行為は食事から二時間以上開けること。
● 依存症は癒しを邪魔します。自分の歩む道から不要なものをなくすために、依存症を認め、依存対象には背を向けてください。
● ますます充実した人生を生きるために人間関係をきれいにしてください。
● 痛みはあなたが抵抗しているということです。手放してください。
● 自分のバランスが整っていて、自分の準備が整ったと思えたら、月に一回断食に身を捧げます。一日を通してあなたの神の源を感じていてください。マントラを唱えたり、静観しながら肯定的な宣言をしたりすることもよいでしょう。

●癒しは深く内側に入って古いものを一掃したときに起こります。
　これをすると、鋭く尖って強硬なエゴのかどが削ぎ落とされて、
　一瞬ごとに人生が展開し始めます。

食事のための祈り ~感謝の気持ちで心をやわらかくする

　食事の前に毎回少し時間をとって、感謝で心を満たし、そこに
しっかりと存在します。こうやって、食べる行為に神聖な性質を
もたらしてください。これが意識的に食べることの大事な要素で
す。世界中の様々な伝統で語られている祈りの言葉を紹介します。
何千年前から受け継がれているものもあれば、もっと新しいもの
もあります。祈りとは意図を最も強く表現する手段です。毎日の
食事に唱える祈りを一つか二つ選んでください。自分で祈りの言
葉を作っても構いません。

食べ物はブラフマー（創造のエネルギー）
その本質はヴィシュヌ（維持のエネルギー）
食べる者はシヴァ（破壊のエネルギー）
この知識を持って食べる者に
食べ物が病を引き起こすことはない
（サンスクリット語の祈り）

最も恵み深い神よ
すべての善良を産みだす神よ
このあなたからの贈り物に恵みを授けてください
私たちの心をきれいにしてください
私たちの魂に善と喜びをお与えください
（伝統的なキリスト教徒の祈り）

そして歯でリンゴを噛み砕くとき、心でこう唱えなさい
「あなたの種は私の体で芽吹くでしょう
あなたが明日ふくらませる蕾は私の心で花咲くでしょう
あなたの芳香は私の呼吸となるでしょう
あなたと私はともに四季を喜ぶでしょう」
（カリール・ジブラン著『預言者』）

親愛なる父と母なる神、命を与えた神々よ
この目の前の食べ物を捧げます
万物の源にして創造主よ
愛と信仰心と真実の名において、あなたと万物に報いるために、
立ち上る炎のために、内に宿る私たちの魂のために、土に実った
これらの簡素な果実を使わんとすることを祈ります
（不明）

今まさに食べんとする食べ物に感謝させてください
すべての人が豊かで健康な食べ物を受け取れますように
私たちの大切なエネルギーが高まる食べ物だけを
労働と休息の中で私たちを支える食べ物だけを選ぶ叡智をお与え
ください
（『解放のハッガーダー』より）

私たちが恵みとともに歩めますように
その道を宇宙の光が照らしますように
（作者不明）

この皿の上で全宇宙が私という存在を支えているのが見えます
（ティク・ナット・ハン）

食物からこの世に生きるすべての生物が作られ、食物によって生き、やがて死んで食物となる
食物が存在の要である
神を食物としてあがめる者がすべての食物を得る。
(『タイッティリーヤ・ウパニシャッド』)

なにも持たなくとも幸福に生きましょう
慈愛に生きる神のようになりましょう
(『ダンマパダ』)

ともに集まりともに食べましょう。
ともに元気になりましょう
真実を拡大させて命の光を輝かせましょう
決して人を責めてはいけません
負の感情を抱いてはいけません
(『ウパニシャッド』)

私たちがみな恵みと平安の中で成長し、存在の中心に焼き付けられた静寂を軽んじませんように
静寂は私たちを裏切りません
(トマス・マートン)

自分を光の媒体と認め、今日起きたすべてに感謝する静かな祈りを捧げなさい
(ディヤニ・イワフー)

しっかりと植えられたものは根絶されません…道を修めなさい
おのれ自身が道そのものとなります
家族の中で道を修めなさい

道は長く続くでしょう
地域の中で道を修めなさい
道は生き、成長します
国家の中で道を修めなさい
道は豊かに繁栄するでしょう
世界の中で道を修めなさい
道は普遍的なものとなるでしょう
(『道徳教』)

神よ、宇宙の王よ
この食べ物は完全無欠な感謝と愛をもってあなたに捧げる供物です
私はこれを無私無欲に自分のものとし
プラーナと奇跡と滋養を受け取ります
どうかこれをあなたと万物に与え返すことができますように
御心が行われますように　Om Shanti
(作者不明)

呼吸エクササイズ〜古いものを解放して新しいものを取り入れる

　プラーナという言葉は生命力、そして呼吸を指します。あなたの呼吸はあなたの生命力の源なのです。呼吸を使うことで、あなたの魂の奥深くに触れることができます。人は恐怖を感じる事態に直面すると、大抵の場合、最初は息を止めるという反応を見せます。自らの内にある源につながるにつれて、エネルギーの経路が開いてもっとたくさんのエネルギーが流れるようになります。エネルギーが流れると恐怖心を解放します。自分の呼吸とともに取り組む術を身につけることは、自分の霊性と結びつきながら意識的に生きる上での大事な部分なのです。

　Pranayama プラーナヤマという言葉を文字通りでいうと、呼

吸法という意味になります。プラーナヤマの実践は、心の集中を保つための力強く深い道であり、ヨガの不可欠な要素です。これらの実践法は、あなたの望むままにエネルギーを内側に、そして体中に巡らせる方法をあなたに教えてくれます。プラーナヤマは体内に熱を作って詰まりを取り除く浄化の実践です。プラーナヤマは、具体的に詳細に忠実に行うことでその力強い効果を発揮します。その効果は蓄積し、あなたが実践を深めるにつれてその蓄積が内側で増大していきます。実践の方法を誤ると、害をなすかもしれません。ゆえに、プラーナヤマは本書の範囲を超えています。プラーナヤマは適切な能力を持つ指導者について学ぶことをお勧めします。詳しくは Hale Pule サイト（halepule.jp）をご訪問ください。

　まずは、経験を積んだ指導者がいなくてもできる、シンプルで挑戦しがいのある呼吸練習から始めてもよいでしょう。心を強くし、真の自分につながることのできる練習法です。

　呼吸を観察して数を数えるところから始めてみましょう。背筋を伸ばして座ります。（座ることが難しければ仰向けで行ってください。）目を閉じます。

　呼吸の数を数え、意識を集中させていきます。息を吸って吐く、これで一ラウンドです。楽にできる呼吸を保ちます。力みがあってはいけません。舌全体を緩めて口蓋から離しておきます。次に、吸う息の長さいっぱいで数を数え、吐く息でも数えます。徐々に呼吸の速度を落としてください。吸う息も吐く息も同じ長さにし、同じ音を立てます。不安や緊張を感じたら、吸う息の二倍の長さで息を吐いてください。三か四数えて息を吸い切り、三か四数えて吐き切るか、もしかしたらもっと長く伸ばせるかもしれません。この練習を最初は三分間続け、次に五分まで引き延ばしてください。タイマーを使ってください。三分が長すぎると感じたら、一分か二分から始めましょう。一つやることを決めたら、最低一週

186

間はそれを続けてください。そしてどう感じるか様子をみてください。呼吸と呼吸の生み出す奇跡に興味を持ってください。呼吸なしに体を維持することはできないのですから。

心がさまよったら、その度にそっと心を呼吸に戻してください。心はさまよいます。心をそっと戻すことそれ自体が行なのです。

不安や苛立ちを覚えたら、息を吸う二倍の長さで息を吐き出してください。練習の中で落ち着きを取り戻せたら、もう一度切り替えて吸う息と吐く息の長さを同じにしてください。練習の終盤には、リラックス効果のために再度切り替えて二倍の長さで息を吐いてください。

呼吸の取り組み中は柔軟な姿勢を保ってください。心は親しみのあるものに執着をします。心に挑むのはよいことです。エゴは外側に集中することを好むものなので、呼吸練習は意識を内側に向けさせるものだからあなたにもう止めろと命令するでしょう。

呼吸練習中やその後で、頭に圧迫を感じたり過度な負担を感じることがあってはいけません。もし圧迫や負担があったら、自分を追い込みすぎ、あるいは頑張りすぎです。これでは逆効果です。

練習中は寝ないでください。眠ってしまったら、あなたは眠りの実践をしているということになりますが、あなたはもうすでに眠り方は知っています。あなたが手にするものは、あなたが実践することです。そのことをよく覚えておいてください。呼吸を観察することで心を集中させる術を身につけることが目的です。このままでは寝てしまうと気づいたら、目を半開きにし、視線はやわらかく、動かない一点を見つめます。

二つ目の練習法は、先に述べたような形で吸って吐いてを繰り返しますが、吸った後で吐く前に一カウント息を止めます。次に、吐いた後で一カウント息を止めます。つまり、毎回息を吸う前と吐く前に息を止めています。心を使って息を止め、体は緊張させないようにします。内側から働きかけてください。おだやかに、

ゆっくりと、集中して行います。不安やストレスを感じたら、息を止めないでください。連続して息を吸って吐くことを繰り返してください。タイマーで一～五分計りましょう。緊張や悪影響が出ない限り、練習時間を徐々に長く伸ばしてもよいでしょう。

　三つ目の練習では、喉を軽く締め付けながら吸って吐いてを繰り返します。軽く喉を締めると、呼吸が音を立てます。鼻ではなく喉で音を立てます。扇風機が立てる音に似ています。吸うとき吐くときの両方でこの微細なうなりを立てるには、集中力が必要です。一～三分程度音に取り組んだら、呼吸を切り替えてできる限り音を立てずに静かに微細に吸って吐いてを繰り返します。この練習を一～三分繰り返します。

　これらの練習法では、タイマーを使わずに、呼吸の回数を決めた数にすることもできます。始める前に何回にするかを決めます。最初に決めた数がストレスに感じられたら調整して数を減らしてください。

　これらの練習法は、最初は心を集中させるための訓練が必要です。一日の中でどのタイミングでも、一旦手を休め、ここに記載したテクニックのどれかを使って数分間呼吸に集中することができます。

瞑想 ～集中を学び、エネルギーをコントロールする

　瞑想は、あなたをあなたの認知の向こう側、意識と潜在意識と無意識が一体となる場所へと連れて行きます。瞑想は、あなたをあなたの認識の深淵へと、そして未知の世界へと連れて行きます。最初に必要なのは、意志の力と勇気をつちかうことです。まずは毎日五分の瞑想で十分です。一分間意識的に手を休めて瞑想するだけでも違いが生まれます。瞑想の最もシンプルな形から始めると、自制心を鍛えることができます。この自制心が心を集中させて魂を解放するのです。

　マントラか祈りの言葉をひとつ選び、それに的を絞って没頭して唱えることで、その聖なる言葉を意識深くに浸透させてもよいでしょう。あるいは、次に説明する手法で瞑想しても構いません。瞑想を始める方法はたくさんあります。一つ選んだら、それを続けてください。機械的な実践であってはいけません。ですが、最初のうちは、表面上は機械的な練習になるでしょう。心が動揺したら、それはエゴに過ぎないことを思い出してください。この身勝手な意思を脱してください。そしてあなたの意思を正しく使うことを学んでください。心と神経系の再教育です。思考と欲望があなたの手の内に入るのです。

　瞑想は、続けていくにつれて深まっていきます。そこで手に入る洞察力は日常生活にも反映し、つながりが育まれます。常に自分の意識を観察することで、自分が自分の人生の目撃者となってください。これには継続的な実践が必要です。自分の認識力を使い続けていくと、時間と空間を超越するようになります。あなたはあなたが探し求める存在そのものです。このことを覚えていてください。

　瞑想を始めるために、背筋を伸ばして座ります。頭頂に紐がくっついていると思ってください。その紐が天に向かってあなたを引っ張り上げ、背骨が伸びるのを想像してください。両肩を後ろに回して緩めて下ろします。クッションをお尻の下に敷いたり壁にもたれたり椅子に座ったりしないといけないかもしれません。最初は仰向けになる必要があるならそうしてください。

　これらの瞑想は、意識を高めてあなたの最も深くにある真実とつながることが目的です。必ず起きていてください。睡眠中はたくさんの活動が行われていますが、これらの瞑想は、まずは起きている状態で行われる方が効果的なのです。

　最初は自分の声を録音して瞑想時にそれを流してもよいでしょう。最終的には自分だけの力で瞑想できるようになります。

あなたの心はさまよいます。そして疑問を抱きます。心がやり方を知っているのがそれだからです。いざ心がさまよったら、それに気づいたときにすぐに、そっと連れ戻してください。これも過程です。批判や非難はエゴを助長します。そんなことをしても誰の役にも立ちません。エゴはこの過程に抗います。これは、正しいことや完璧にすることが大事なのではありません。手放してください。人生とは過程です。そして瞑想も。そのことを覚えていてください。あなたがしていることは、最も深くにある自分とつながることです。そこにあるのはあなた自身の神の源です。

エネルギーをクリアにするための瞑想

これは数秒でできます。目は開けていても閉じていてもどちらでも構いません。眉間から後ろにまっすぐ線を引き、両耳のてっぺんを真横につないで、頭の真ん中を見つけてください。二本の線が交差するところが頭の真ん中です。頭の真ん中と頭頂を白いエネルギーの線でつなぎます。こうすることで、頭頂からあなたの生まれながらの叡智を利用することができます。毎日こうやってエネルギーを設定してください。意識を頭の真ん中に置きます。エネルギーコードを想像してください。大きさは自由で構いません。このコードが尾骨から地球の真ん中へと降りていきます。好きなだけ大きなエネルギーコードにしてください。具体的にはっきりと思い描いてください。これを地球の真ん中に引っ掛けて、スイッチを入れ、あなたではないものをすべて下に流します。「こうあるべき」や「こうであるはず」、その他のあらゆるあなたではない声や懸念を手放してください。大地にどっしり根ざしてグラウンディングし、あなたではないものはすべて手放します。地球に自分を強くしてもらい、今この瞬間の自分の中心と真理を見つけるのです。ここから「補充のための瞑想」へと入ってください。

補充のための瞑想

　自分を補充する、つまり手放すことで生まれた隙間をすべて埋めてください。頭の上に大きな黄金の太陽を想像します。この太陽に、自分に補充するエネルギーに望むものを込めます。たとえば、自分への愛、天への愛、遊び心、明晰さ、喜び、自由などです。準備ができたら金の太陽に穴を開けます。金に輝く高い波動のエネルギーが頭頂からあなたに降り注ぎます。このエネルギーで全細胞を満たし、グラウンディングコードを満たし、あなたの体から50センチ離れたところで全身を包むエネルギーのシャボン玉を満たします。あなたが完全に満たされたと感じるまで金のエネルギーを浴び続けてください。特に、あなたが手放して隙間ができたところを重点的に満たしていきます。補充される感覚を楽しんでください。目でなにも見えなくても大丈夫です。見えているつもりで想像してください。数分間、あるいは20分間、あなたが望むなら一時間でも、静かに座り続けてください。

朝晩の瞑想

　静観する、つまり、たっぷりと考察を深めることは、瞑想実践の初期段階に効果的です。詩句や意識を集中させることを選び、時間を決め、その言葉や集中の対象を心に抱いて座ります。たとえば、朝は東を向いて座ってください。太陽と太陽があなたにもたらすすべての奇跡を静観します。暖かさ、光、エネルギー、変容、これらは全部、太陽のもたらす奇跡です。心の目で太陽が昇るさまを見つめます。あなたと宇宙のつながりを認めます。深呼吸を三回し、そこから想起されるものはすべて受け入れながら座ります。すべて、あなたのもとに現れ、そして通り過ぎて行くままに

任せてください。あなたがしがみつくと気持ちがそこに止まって淀みます。日の出に向かって解放してください。完了したら、目を開けて目に光を入れ、一日を楽しむのです。

日没時は西を向きます。太陽と暗闇に向かって感謝の念を抱き、そこに集中します。夜があなたにもたらすすべてを認めます。それは休息と再生でもあります。あなたの一日を静観し、心のしこりになった気持ちや感情をすべて解放します。自分と宇宙との結びつきを実感してください。日没に向かって解放してください。この瞬間を楽しんでください。

アグニホートラは、大いなる癒しを与え、瞑想にふさわしい機会と偉大なるすべてとのつながりをもたらすヴェーダの火の儀式です。これについてもっと詳しく知りたい方は halepule.jp をご覧ください。

難しそうだなと思ったら、あなたの信心と感謝を刺激するような、決まった詩句や祈りの言葉をひとつ選んでください。たとえば、完璧主義を手放す取り組みをしているなら、「私は神の子、私は十分に足りています」、あるいは「すべてが順調です。私の神の源がここにあります」と繰り返し唱えてください。あなたの心に触れる、源を認めるような感謝の言葉を選んでください。期限を定めずに、同じ言葉を繰り返してください。つまり、ずっとその言葉を使い続けてください。心が焦っていたら、意識を集中させて12回深呼吸し、その後で詩句や祈りに戻ります。

詰まりを取り除いて健やかさを育む瞑想

先に説明した瞑想の姿勢で座ります。均等に呼吸をしてください。吸う息と吐く息の最初から最後までを認識し、その間の切り返しにも注意を払います。先に述べたやり方で、エネルギーをクリアにするための瞑想、補充のための瞑想を行ってください。次

に、意識を自分の細胞に向けます。自分の目の前のスクリーンに
映すように自分の体を思い描いても構いません。すべての細胞と
その内部を見つめてください。細胞がどのように振動し、動いて
いるのかを観察します。停滞したり詰まったりしている箇所がな
いかをよく見てください。繰り返しますが、たとえなにも見えな
くても、見えたらこうだろうと想像し、その状態で取り組んでく
ださい。宇宙の絵筆を想像してください。この筆先からは、コバ
ルトブルーの絵の具が無尽蔵に溢れ出ています。この絵筆であな
たの細胞すべてを中からも外からも塗りつぶし、コバルトブルー
のエネルギーに浸していきます。コバルトブルーが1つひとつの
細胞の中で、栄養素の消化を刺激する様子を想像してください。
胃や腸など、スムーズにいかない箇所に意識を集中させ、消化改
善を図ってください。アレルギーを癒すために、副鼻腔と消化管
に意識を集中させてください。こんなことは無理だという思い込
みを自分は持っていないかを観察してください。あなたの準備が
整ったら、宇宙の絵筆で思い込みのたまっている箇所に色を塗り、
思い込みの制限から解き放って下さい。思い込みや「知らなけれ
ばならない」という思いは手放してください。ハートセンター、
胸の中央から左に二センチ、右に二センチ広げたところも完全に
コバルトブルーを浴びせてください。次に、上背部もこの色を塗
りこんでください。息を吸って吐くことを繰り返してこの箇所に
呼吸を送ります。解放感が感じられるまで続けます。コバルトブ
ルーのエネルギーの癒しが完了したと感じられたら、先に述べた
ように金の太陽を頭上に掲げて補充してください。なにかを手放
して隙間ができたところや、詰まりが感じられた箇所は特に重点
的に満たすようにしてください。深い感謝の念を抱いてください。

マントラ瞑想

　マントラとは、伝統的には神あるいはあなたの根源を象徴する名前もしくは詩句のことで、心を集中させるときに繰り返し唱えるものです。指導者から授けられるかもしれないし、あるいは自分で自分のマントラを選ぶこともできます。マントラは、あなたにとって敬けんな意味のある詩句や祈りでも構いません。あなたのマントラはサンスクリット語でもよいし、あなたが自分の根源との結びつきを感じやすいような、自国の言葉でも構いません。たとえば、オーム（宇宙意識）、主の祈り、ラーマ、アッラー、ガーヤトリー・マントラ、聖フランシスコの祈り等を選んでもよいでしょう。

　百八個の玉で作られたマーラーを使って数を数えてください。百八回マントラを繰り返すのは吉兆とされています。毎回、最低三回はマントラを繰り返し、一日の中でできるときはいつでも唱えてください。手の指を使って数を数えてもいいし、時間の長さを予め決めておいて座ってマントラを繰り返してもよいでしょう。これらは単なる手法です。あなたがマントラに惹かれ、結びつきを育みながらあなたの深いところに触れることが大切なのです。瞑想だけに限らず、暮らしの中でどのタイミングでも積極的にマントラを使ってください。あなたのマントラは感情を落ち着かせ、そのエネルギーをあなたにもたらしてくれます。なにかで不安や怒りの気持ちが沸き起こったら、散歩に行ってもう一度心が集中できるまでマントラを唱えてください。不安感や怒りが消えて、内面が速度を落とし、気分が晴れます。これはあなたが心をコントロールするための手順です。これをすればあなたは強さを手に入れます。

五大元素瞑想

そのときの自分の状態を見て、背筋を伸ばして座るか、背筋を
まっすぐに保ち仰向けになるかのどちらかを選びます。両目を閉
じて、三回深呼吸をして意識を集中させ、体をリラックスさせま
す。体の下に地球を感じてください。お尻、脚、足を感じてくだ
さい。仰向けの場合は、後頭部、腕と脚の裏側、そして背中全体
が床と大地とつながっているのを感じます。体内を巡るプラーナ
の動きを観察してください。プラーナが地球と体を自由に行き来
しているのを想像してください。すべての抵抗とこわばりが溶け
てなくなります。その溶解する様を見つめてください。地球とと
もにプラーナが自由に流れるのを楽しんでください。

次に、プラーナが液体となって体内を巡るのを想像してくださ
い。口の中、目の中、鼻、生殖器の中の湿り気を感じてください。
心臓が鼓動を打つたびに心臓に入り、そこから流れ出る液体を、
静脈と動脈を流れる液体を観察してください。体の内側でふわふ
わと浮いている内臓一つひとつとつながってください。この体に
入っている自分を広大な意識の海の一部として感じてください。
この流れるように滑らかに動く状態を楽しんでください。

今から自分が消費してきたもの、すべての処理の過程を認識し
てください。食べ物、音、光景、匂い、感情、その他諸々すべて
の消化の過程を見つめてください。あなたの消化の認識が、これ
らすべてを純粋意識へと変容させます。そのことを許可してくだ
さい。すべての抵抗を解放して、あらゆるレベルでの毒素を手放
してください。この過程を観察し、目撃者となってください。

次に、息をすると体を巡る呼吸と生命力という形でプラーナが
動くのを感じてください。ゆっくりと肺を満たし、ゆっくりと肺
を完全に空にします。息を吸うときの横隔膜の下向きの動きを観
察し、胸をいっぱいに拡大させてください。息を吐くときにすべ

てのこわばりと毒素を解放します。自分の体と、体から50セン
チ離れたところで自分を取り囲むエネルギーフィールドを感じて
ください。これを全体でとらえて、穴が空いているところは穴を
塞ぎます。自分のエネルギーと呼吸を認識しながら座っていてく
ださい。

　次に、意識が頭の真ん中にあるのを認識します。そして、意識
を頭の真上に移して体を見下ろし、純粋意識に足を踏み入れてく
ださい。この視点から自分の体を観察します。自分の一部はまだ
体の中にいて安全です。ここで意識を感じてください。準備がで
きたら、意識を頭の真ん中に戻します。手の指先、つま先、鼻先、
自分の周囲50センチを取り囲むエネルギーのシャボン玉まで、全
身くまなく自分のエネルギーが満たされるのを意識してください。

　ここでも、体の中にしっかりと入っている自分を認識してくだ
さい。意識的な深呼吸を三回繰り返してから目を開け、新しくなっ
た自分を感じます。

ヨガとアーユルヴェーダのその他の実践

　本書で述べている手順や実践法は、ヨガとアーユルヴェーダに
よるものです。みなさんに分かりやすいように、シンプルな言葉
を選んで説明しています。サンドラ・サマーフィールド・コザッ
クとデイヴィッド・フローリー共著の『Yoga for Your Type』は、
ドーシャとアーサナ（ポーズ）の練習に大いに役立ちます。すで
にアーサナ練習を行っている人も、これらの原則を練習に取り入
れることができます。アーサナのクラスを受けに行くなら、クラ
スの間中ずっと自分の内なる神の源を感じていてください。練習
やクラスの最後には、シャバアーサナ（リラックスのポーズ）の
時間をきちんと取ってください。たとえ心はなにかを食べたいと
考えていても、リラックスすることで意思の力を強めて不健康な

食べ方を防ぐことができます。

　古代の火の儀式アグニホートラは、大気を清めて浄化します。アーユルヴェーダと同じく聖典『ヴェーダ』がその起源です。『ヴェーダ』は「純粋知識」を意味し、古代の情報の宝庫です。そしてこれは全人類のために創造された、普遍的知識なのです。

　アグニホートラは、自然サイクルのバランスを整えて人間の生命を育みます。私自身の経験から言えば、アグニホートラはストレスを軽減して思考を明瞭にし、健康を全体的に向上させ、エネルギーを増幅し、心を愛で満たします。多くの人がアグニホートラによって脳細胞の回復、肌の再生、血液浄化、汚染による悪影響の洗浄を経験しています。アグニホートラは生命へのホリスティックなアプローチです。アグニホートラの儀式と灰は、有機農法や他の療法に利用されています。詳しく知りたい方はhalepule.jp を参照してください。

　結びつきを内に抱いて人生のあらゆる側面を活気づけてください。そうすれば自分が夢見ていた生き方を超える人生が見つかるでしょう。

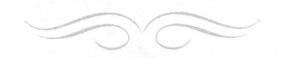

まとめ

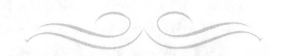

　ここで、食べることと飲むことの一般的なガイドラインを幾つかおさらいしてみましょう。

●毎日同じ時間に食事をして、できれば昼食を重めにしてください。食事時間に空腹を感じなかったら、次の食事時間まで食べるのを待ちましょう。そのとき、いつも以上に量を食べて埋め合わせをしようとしてはいけません。

●可能なら、食事前に入浴するか、少なくとも両手を洗ってください。食後は手と、目、口を洗ってください。

●ゆっくりと食べてください。五感すべてで食べ物を楽しみます。液状になるまで徹底的に噛み砕くようにしてください。口で消化が始まることを覚えておいてください。

●一食あたり、多くても４品です。料理中につまみ食いをしたり間食をしたりしてはいけません。

●一度の食事で食べるのは、両手に乗る分だけです。

●食事の20分前に水を飲んでしっかりと水分補給をします。食事中に水分を取りたい場合は、コップ半分程度の水を飲んでください。食事中に喉が渇いているなら、脱水しているかもしれません。胃は半分まで満たし、残ったうちの四分の一は水分、さらに残り四分の一は気体で満たそうとしてください。あなたの心がどう考えるかではなく、これがあなた自身とあなたの体にどうなの

かということを、身を以て知ってください。

●穏やかな雰囲気の中で、安らぎに満ちた態度で食事をしてください。食べ物を楽しみ、無言かもしくは軽くシンプルな会話程度で食事をしましょう。複雑な内容の話は別の機会まで取っておいてください。

●食事前は必ず祈りを捧げて敬意を表します。食事は宇宙からの神聖なる贈り物です。感謝を表し、必要な分だけを食べてください。食事前に食べ物をあなたの源もしくは神に捧げ、食べ物を浄化してその中に閉じ込められた負の要素を取り除きます。

●あなたの行為はすべて「食べる」ことだと自覚してください。あなたの経験はすべてあなたの意識で消化します。

●高潔と清純を支える活動に専念してください。「あなたは食べたものでできている」のと同じで、あなたはあなたの行動そのものです。

　地球上で、跡を残さないように生きてください。自分を取り囲む自然の資源と、自分の使う資源に気づいてください。資源の利用を減らし、再利用し、見直し、リサイクルしてください。友達や家族と一緒に、生活のあらゆる分野での無駄を見つけましょう。不要な使用や無駄をなくしてください。やっかいだ、とかばかばかしい、などと感じたら、自分のことを面白おかしく笑い飛ばしてから前に進み続けてください。結局のところ、古いやり方があなたにもたらした結果を見れば一目瞭然です。多くのものを所有して、多くを捨てて、過剰な食べ物に囲まれたところで、もっと幸福になれるわけではありません。そんなことをしても、混乱と思いこみが生まれるばかりです。意識的な選択をしてください。そうすれば、この世のすべては互いにつながりあっていることが実感できるでしょう。自分の暮らしの中の原因と結果に気づいてください。

自然のリズムと関係、そしてその中にある自分を理解し、感謝できるようになってください。植物の命、すなわち種が芽吹いて実がなり、再び土にかえるまでに思いを馳せてください。人やその他の動物の命、受胎から死、そして土と大気にかえるまでを考えてみてください。

　本書にある道具を使って自然の中に、そして自らの内に平安を見出してください。内面の強さと幸福のために体を大事にしてください。愛と感謝を込めて食材を選び、調理してください。特別な行事のためだけでなく、常にそうあってください。あなたの人生がもっと面白くなります。裁く心を笑いに置き換えてください。あなたの体と魂が癒えるにつれて、あなたのコミュニティーと地球も癒えていることに気づいてください。瞑想、祈り、日記、一人で座って過ごす静寂の時間、これらを通して想像力とハイヤーセルフを探求してください。ただそこに自分が在るということを実践してください。

　手を休めてください。あなたは今ここにいます。信じる心、勇気、解放された精神、それがあなたの今いる新しい場所です。変化を抱きしめ、受け入れれば困難なときもその道を歩き続ける強さを受け取ることができます。あなたには心を変化させる力があります。食べ物と食べること、消費にまつわる自分の態度を変えてください。そうすればあなたの心の奥がひらかれてハイヤーセルフを感じることができるでしょう。

　現実を受け入れること、あなたのスタート地点を認めることがあなたを自由にし、前へと進ませてくれます。段階的に変化することに意欲的になってください。結果はついてきます。人生の細部と共時性に気づいてください。あなたがバランスのとれた状態でいること、そして前に進むことを助けてくれるのは、詳細と共時性です。あなたはしっかりとそこに存在するようになります。そして行動がもっと落ち着き、人生はますます喜びあるものにな

るでしょう。変化への抵抗は苦しみを生むということを忘れないでください。物事には波があります。これに従えば人生があなたを変容させ、あなたは真我を見ることができるでしょう。

　これらは意識的に生きるための道具です。　どれか一つを選んだら、その一つを続けることが大事です。自分の望むものを実践し、その方向へ進み続けてください。道をそれたら、脱線したところにもう一度戻ってそこからまた改めて前に進んでください。内側にある無限の力の源を利用して、自分の健やかさのために尽くしてください。知性を超越してください。あなたの最も奥深くにある真実とともに歩み、高く飛翔してください。

付録A-レシピ

レシピは指針です。杓子定規な規則の羅列ではありません。出来栄えを評価する成績表もありません。料理中はしっかりとそこに存在し、愛を感じてください。適度なペースでの料理と食べることを楽しんでください。料理すること、食べるという行為を、祈りと愛の贈り物にしてください。ペースを落とし、全身全霊で取り組んでください。愛と感謝とやさしさを食べ物に込めてください。そうすれば、あなたの調理したものすべてから素晴らしいものが生まれます。

毎回の料理は私の新しい創造の場です。今までの経験はすべてこの新しい創造の一部です。数多くの本、そして友人たちからのひらめきを得て、これらのレシピは生まれました。キッチンでの経験は一つひとつが新しい冒険です。食事に関していくつかの提案をします。ここにあるレシピは、あなたの冒険の出発地点だと思ってください。これらは、バランスと調和のために、主にサットヴァの性質を帯びた食べ物を提供することを意図しています。タイミングによっては自分のドーシャバランスに合うようにレシピに手を加える必要があるときもあるかもしれません。可能性は無限です。レシピの材料はすべて、有機栽培されているもの（農薬などで汚染されずに清らかに育てられた農産物）、できる限り新鮮なその土地で採れたものを手に入れることをお勧めしています。（訳注：すべての分量は計量スプーンとカップ表示です。アメリカの1カップは200mlではなく、約240mlです）

朝食の穀物（2人分）調理時間：30分以内、ほとんどそばについていなくて大丈夫です

パール大麦（ドーシャに合わせてバスマティ米、キヌア、キビのどれかを選んでもよいでしょう）……1カップ

シナモン……小さじ1/2

クミン……小さじ1/2

コリアンダー……小さじ1/2

ショウガ……小さじ1/2

レーズン……ひとつかみ

ギー……大さじ1

水……2カップ

　穀物を一晩水に浸します。スパイスとギーを加えて沸騰させます。やわらかくもちもちになるまで炊きます。圧力鍋なら水に浸す必要はありませんし、調理時間は15分以内です。圧力鍋を使う場合は、そして特に汁気が多いのが好みなら、水を少し多めに加えます。シンプルに、そしてクリエイティブになってください。スパイスは挽いて粉にしたカルダモンだけにして、岩塩をひとつまみ入れると別バージョンの穀物レシピになります。

- -

果物の朝食（2人分）調理時間：5分以内

リンゴや梨など、よく熟した旬の果物……2つ

ギーかココナッツオイル……大さじ1

ミントの葉……数枚

絞ったライムジュース……少量

ハーブティーと水またはどちらか一方

　果物を一口大に切り、ギーかココナッツオイル（暖かい季節のみ）とミントの葉で1〜3分ことこと煮ます。調理中にライムジュースを足します。

根菜と葉野菜（４人分）調理時間：１５分以内
ケールかカラードグリーンのどちらか、もしくは両方……１束
大きめのニンジン……３本、もしくは中くらいのビーツ……２個
ギー（ココナッツオイルかオリーブオイルでも可）……大さじ２
クミンシード……小さじ 1/2
ターメリック……小さじ 1/2
コリアンダー……小さじ 1/2
アサフェティダ（ヒング）……小さじ 1/8
ヒジキ……大さじ１
水……1/2〜１カップ
　　葉野菜はしっかりと水洗いして、包丁か手で１センチ幅に、も
しくはもっと小さく切ってください。人参はグレーターで削って
ボールに入れます。ギーを蓋つきの中〜大サイズの鍋に入れてふ
つふつさせます。スパイスとひじきを加え、シードのスパイスが
はじけて香りがたつまで火にかけます。刻んだ葉野菜を加えて蓋
をして３〜５分火を通します。間で１回かき混ぜてください。水
と削った人参を加え、やわらかくるまで５〜８分煮ます。火を止
めて、蓋をしたまま３〜５分置いてからお皿によそってください。

シンプルスープ（２人分）調理時間：１５分
バスマティの白米……1/2 カップ
水……６カップ
刻んだ野菜（ズッキーニとブロッコリー、サツマイモとアスパラ
等）……２カップ
麦味噌……小さじ１
乾燥バジル……小さじ 1/2
コリアンダー……小さじ 1/2
おろしショウガ……小さじ 1/2

ターメリック……小さじ 1/2

飾り用に刻んだパセリかシソ

　水、バスマティ米にスパイスを入れて沸騰させます。火を弱く
して野菜を加え、蓋をして 5 〜 10 分、もしくは野菜の色が変わ
るまで、ことこと煮ます。火からおろして味噌を加えます。5 分
以上置きます。パセリかシソを散らしてください。

- -

ロール（1 人分）調理時間：5 分以内

発芽穀物のチャパティ／トルティーヤ……1 枚

発芽したクローバーか発芽ひまわり……1/2 カップ

削ったもしくはみじん切りの野菜（ニンジン、ビーツ、アスパラ、
キュウリ等）

あらびきにしたマスタード……小さじ 1

アマニ粉末……小さじ 1

　チャパティを火であぶるかオーブンで 1 分弱、やわらかくなる
まで温めます。材料をチャパティにのせてくるくると巻きます。
前の食事の残り物の米やダルも入れて一緒に巻きましょう。黒コ
ショウかクミンとコリアンダーのパウダーを足しても消化補助に
ぴったりです。あまり色々な野菜を入れないように注意しましょ
う。創造力を働かせて自分のドーシャに合う野菜を 2 種類見つけ
てください。ロールを単品で食べるか、プレーンな具なし味噌汁
と一緒にどうぞ。

- -

春野菜（4 人分）調理時間：20 分

アスパラ……15 〜 20 本

刻んだカボチャ……2 カップ

ギー（ココナッツオイル、ゴマ油、ヒマワリ油）……大さじ 2

マスタードシード……小さじ1/2

クミン……小さじ1/2

コリアンダー……小さじ1/2

おろしショウガ……小さじ1/2

　野菜をすべて同じ大きさに小さく刻みます。中華鍋か大きめの片手鍋でギーを温めて、スパイスを加えます。シードのスパイスがはじけだすまで火を通します。カボチャを加え、かき混ぜてギーとスパイスをからめます。カボチャの3分の1の高さまで水を入れ、やわらかくなり始めるまで弱火で煮ます。アスパラを加え、蓋をしてさらに5分煮ます。次の全粒穀物レシピか豆またはダルレシピの一品と一緒に盛り付けてください。

伝統的なダルレシピ（4人分）調理時間：30分以内

挽き割りのムング豆……1/2カップ

刻んだココナッツ……大さじ2（なくても可）

ギー……大さじ2

クミンシード……小さじ1/2

おろしショウガ……小さじ1

水……2カップ

ターメリックパウダー……小さじ1/2

アサフェティダ……ひとつまみ

コリアンダーパウダー……小さじ1

岩塩……小さじ1/2

　挽き割りのムング豆を洗います。濁った水が透明になるまで洗ってください。鍋を熱し、ココナッツ、スパイス、ギーを入れて香りがたつまでムング豆を炒めます。水を沸騰させて豆に加えます。蓋をして、中火で30〜40分煮ます（圧力鍋の場合は15〜20分）。バスマティ米かキヌア、大麦と一緒にどうぞ。

別バージョンのダル（4人分）調理時間：30 〜 40分以内

挽き割りのムング豆……1 カップ

白湯……3 カップ

ギー……大さじ1

唐辛子……ひとつまみ

おろしショウガ……小さじ 1/2

クミンシード……小さじ 1/2

ターメリック……小さじ 1/4

岩塩……小さじ 1/2

コリアンダーシード……小さじ 1

アサフェティダ……小さじ 1/4

絞ったライム汁……小さじ 1/2

　挽き割りのムング豆を水洗いします。水が透明になるまで洗ってください。豆を鍋に入れて水を加えます。蓋をして、中火で30 〜 40分煮ます。小鍋でギーを熱します。唐辛子、ショウガ、クミンシードを加え、焦げ目がつくまで数分間火にかけます。焦げ目がつく直前に、残りのスパイス（ライム汁以外）を加えます。豆にライム汁を加え、必要に応じて残りの白湯を足します。蓋をして弱火であと 10分煮ます。消化をよくするために、さらに白湯を足してダルを薄くのばします。

米とダルのコンボ（4人分）調理時間：45分、うち約20分は圧力鍋で調理しているため、ほとんどの時間はそばについていなくて大丈夫です

バスマティの玄米……1 カップ

挽き割りのムング豆……1/2 カップ

ギー……大さじ2

アサフェティダ……小さじ 1/4

クミンシード……小さじ1/2

刻んだココナッツ……大さじ1〜2

昆布……2切れを細かく刻む

白湯……3カップ半〜4カップ

ショウガ……小さじ1/2

コリアンダー……小さじ1/2

ターメリック……小さじ1/2

　米と挽き割りのムング豆を洗います。水が透明になるまで洗ってください。鍋に入れて火にかけます。ギー、アサフェティダ、クミンシードを入れ、米と豆によくからめます。ココナッツと昆布を加えます。混ぜたらあと1、2分火にかけます。ショウガ、コリアンダー、ターメリック、白湯を加えて混ぜます。ほぼずっと蓋をしたまま普通に煮るか、圧力鍋で15〜20分加圧調理します。圧力鍋には1/2〜1カップ多めに水を入れます。

葉野菜（4人分）調理時間：15分

小松菜などの葉野菜……1束

水……1カップ

おろしショウガ……小さじ1/2

オリーブオイル（ひまわり油、ココナッツオイル、アーモンドオイルでも可）……大さじ2

ライムの汁……1/4個分

　葉野菜を洗って細切りにします。片手鍋で油を温めてショウガを加え、香りがたつまで熱します。葉野菜を入れてかき混ぜ、柔らかくなるまで火を通します。ライムの汁を入れてかき混ぜ、火を止めて5分間おきます。

フムス（8人分）調理時間：2時間、ほとんどの時間はそばについていなくて大丈夫です

ひよこ豆……2カップ（ひよこ豆1カップとアズキ1カップでも可）

アサフェティダ……小さじ1/2

昆布……3切れ、細かく刻む

オリーブオイル（ゴマ油かヒマワリ油でも可）……大さじ3

タヒニ……大さじ3

レモンかライムの汁……1/2個分

黒コショウ……小さじ1/2

刻んだパクチーかシソ……1/2カップ（なくても可）

　豆を6〜12時間水に浸しておきます。豆は水を含むとふくらむので、豆の高さの2倍の水を使用してください。水を切ります。鍋で油を温め、スパイスと昆布を加え、香りがたつまで熱します。豆を加えてかき混ぜます。豆がかぶるくらい水を入れます。沸騰させてから火を弱め、蓋をしてくつくつ煮ます。柔らかくなるまで火にかけます。定期的にかき混ぜて、必要に応じて水を足します。火を止めて、粗熱を取ってから煮汁ごとブレンダーにかけます。オリーブオイル、タヒニ、黒コショウ、ライムかレモン汁を加えます。好みのとろみにするのに追加で水分を足しても構いません。

　圧力鍋を使うと調理時間は短くなり、20〜25分で出来上がります。

　そのままでお皿によそうかパクチーかシソを上に散らしてください。

アボカドディップ　グアカモーレ（2人分）調理時間：5分

アボカド小サイズ……2個、皮をむいて種を取りのぞいておく

カイエンペッパー……小さじ1/8

岩塩……ひとつまみ

刻んだパクチー……1カップ

ライムかレモンの汁……小サイズ1/2個分

　すべての材料をブレンダーにかけるかボウルでなめらかになるまでよく混ぜます。さあ召し上がれ！

- -

ギー

　ギーは古代のサットヴァ食材です。よほど火を通さないかぎり、焦げたりせず、調理油として理想的です。食べ物の栄養素とよく調和して体に栄養を届け、アグニを助けます。ギーは適量を摂取すれば全ドーシャにピッタリです。カパのバランスが乱れているときは量を最小限に抑えてください。ギーを自分で作るときは有塩や市販バターを使用しないでください。ギーを作る過程で、添加されている塩と汚染物質がますます凝縮されます。

　地元の店でギーが売られていても、自分でギーを作る方がやりがいもあって、安価です。バターと同じように使用してください。最初、味が変に思えるかもしれません。バターの親戚のような味がするかもしれません。あなたの味覚はあっという間に順応します。すぐにバターに魅力を感じなくなるでしょう！

　無塩の有機バターを、ステンレス製かガラス製、もしくは鋳鉄製の片手鍋（テフロン加工とアルミ製は使用しない）に入れます。慣れるまでは500gにしましょう。バターを溶かして沸騰させます。バターが泡だってあなたに話しかけるように音をたてます。感謝の祈りの言葉を投げかけてください。このバターをあなたの元にもたらしてくれたすべての人と乳牛に思いを馳せてくだ

さい。そばで見守りながら、蓋はせずに火にかけ続けます。香り、色、音を楽しんでください。ギーがふつふつと沸騰を始めたら、もう触ってはいけません。放っておいて！　完成までにかかる時間、色、泡の量は、牛の食べたもの、季節、使用している鍋、コンロ、そのときの気候次第です。この過程は毎回少しずつ変化します。完成までの時間は、500ｇで約15分です。家の中が素晴らしい香りで満たされます。上に泡ができて鍋の底に黒い膜がこびりつくかもしれません。泡が弾けなくなったらギーの完成です。焦げるので泡の音が止んだらすぐに火からおろします。粗熱が取れたら目の細かいこし器か漂白していないチーズクロスでこし、清潔で乾燥している耐熱瓶に入れます。瓶からこぼれるギーを受けるために、ボウルの中に瓶を置いて作業をしてください。ギーは冷蔵庫ではなく、戸棚に保管します。熟成すると美味しくなります。

- -

挽き割りエンドウ豆のスープ（4人分）調理時間：1時間半、ほとんど側についていなくて大丈夫です

挽き割りエンドウ豆……1カップ

キヌア……1カップ

昆布……2切れ、細かく刻んでおく

クミンパウダー……小さじ1/2

コリアンダーパウダー……小さじ1/2

ショウガパウダー……小さじ3/4

ターメリック……小さじ3/4

ギー……大さじ1〜3

水……4カップ

刻んだバジル……1/2カップ

　挽き割りエンドウ豆を1〜2時間水に浸します。キヌアをしっかり水で洗い、片手鍋か深鍋に挽き割りエンドウ豆と一緒に入れ

ます。昆布とスパイス、ギーを鍋に入れて中火で2～3分熱しながらかき混ぜます。水を加えて沸騰させます。蓋をしてやわらかくなるまで約45分煮ます。この間に数回かき混ぜてください。好みのとろみを出すために水を足しても構いません。圧力鍋だとこのスープは水に浸す時間を除いて25分でできます。涼しめの季節にどうぞ。

- -

バジルのペースト（4人分）調理時間：10分

洗って刻んだ新鮮なホウレン草と生のバジル……ブレンダー1杯分
オリーブ油……1/2カップ
水……1/4～1/2カップ
新鮮なパニールか豆腐……1/2カップ（なくても可）
黒コショウ……ひとつまみ
岩塩……ひとつまみ
松の実か皮をむいたアーモンド……ひとつかみ（なくても可）

　スパイスとナッツを香りがたつまでオイルで炒めます。すべての材料をブレンダーにかけてなめらかにします。濃度を調整するために水やオリーブオイルを加えます。お手持ちのブレンダーのパワーによっては、ブレンドして止めて混ぜるということをなめらかになるまで繰り返す必要があるかもしれません。ペーストは調理した穀物やピザ、火を通した野菜にかけてどうぞ。

- -

ピザ（2人分）調理時間：40分

生地
全粒の小麦粉、全粒の小麦と米粉、もしくは大麦粉……2カップ
すりつぶした岩塩……小さじ1/2
ヒマワリ油かオリーブ油……1/4カップ

水……1/2 〜 1 カップ

　オーブンは215度で余熱します。ボウルに乾燥している材料をすべて入れて、清潔な手で混ぜ合わせます。油を加え、次に水を必要なだけ加えて生地をひとまとめにして丸めます。打ち粉をしたまな板に生地をのせ、5 〜 10分程度、やさしくこねます。ステンレス製かガラス製の角皿に油を薄く塗って、生地をぎゅっと押し込み、指で端を折り上げます。215度のオーブンで6 〜 10分焼きます。最後の仕上げに温度を190度に下げてください。

トッピング

みじん切りにしたズッキーニ……1 カップ半
みじん切りにしたブロッコリー……1 カップ
細かく砕いた豆腐……1/2 カップ（なくても可）
オリーブオイル……大さじ2〜3
オレガノ……小さじ 1/2
岩塩……小さじ 1/4
バジルのペスト……1 カップ
パニール、リコッタチーズ、ゴートチーズのいずれか……1 カップ
松の実……ひとつかみ

　野菜と豆腐をオリーブオイルとスパイスで野菜の色が明るくなるまで炒めます。バジルのペスト、野菜、松の実、チーズの順番でピザ生地にのせ、190度のオーブンで10 〜 15分焼きます。

夏スープ（2人分）調理時間：10分
皮をむいて一口大に切ったキュウリ……大2本分
みじん切りのホウレン草か他の葉野菜……2 カップ
ヒマワリ油……大さじ3
おろしショウガ……小さじ 1/2

マスタードシード……小さじ 1/2
フェンネルシード……小さじ 1/2
岩塩……小さじ 1/4
みじん切りにした生のパクチーかパセリ……ひとつかみ

　鍋で油を温めてショウガ、塩、マスタードシード、フェンネルシードを加えます。香りが立ってマスタードシードがはじけるまで火を通し、葉野菜を加えて鍋の底が隠れるくらいの水を入れます。蓋をして3〜5分煮ます。次にキュウリを加えてかき混ぜ、野菜が隠れるくらい水を入れます。蓋をして3〜5分、もしくは具材が少しやわらかくなるまで煮ます。温かいうちか、冷たくなる前にお皿によそってください。パクチーかパセリを上に散らします。

タヒニドレッシング（4〜6人分）調理時間：5分
オリーブ油かヒマワリ油……1/2 カップ
タヒニ……大さじ3
搾りたてのライム汁……半個分
生ハチミツ……大さじ1
クミンパウダー……小さじ1
コリアンダーパウダー……小さじ1
ショウガパウダー……小さじ 1/2
塩……小さじ 1/2
黒コショウ……小さじ 1/4
アボカド、皮をむいて種を取り除いたもの……中サイズ1個分
水……1/2 カップ

　鍋で油を温めてクミン、コリアンダー、ショウガ、塩、コショウを加えます。香りがたつまで火にかけます。材料をすべて混ぜてブレンダーにかけます。中身をガラス瓶に移して冷蔵庫で保存し、使用前に混ぜてください。

　皮をむいたアーモンドかマカダミアナッツをひとつかみすりつ
ぶして入れることもできます。創造力を働かせてみましょう。ど
ちらも適量を混ぜて楽しんでみてください。ブレンダーにかけて
全粒の穀物か蒸し野菜にかけていただきます。

野菜ミックス（４人分）調理時間：20分
ニンジン、ズッキーニ、冬に熟すカボチャ、サツマイモ等のオー
グメンティングの野菜……２カップ
ブロッコリー、カリフラワー、ケール等のエクストラクティブの
野菜……１カップ半
ギー……大さじ２
黒マスタードシード……小さじ 3/4
ゴマ……小さじ 1/2
アサフェティダ……ひとつまみ
コリアンダーパウダー……小さじ 1/2
シナモン……小さじ 1/4
おろしショウガ……小さじ 1/2
ターメリックパウダー……小さじ 1/4
岩塩……小さじ 1/2
水……1/2〜１カップ
　野菜を水洗いして一口大に切ります。片手鍋か深めのソテーパ
ンにギーを入れて温めます。ギーが温まったら、ショウガ、マス
タードシード、ゴマ、アサフェティダを加えます。種がはじける
までやさしく混ぜます。コリアンダー、シナモン、ターメリック、
塩を加えて香りがたつまで火にかけます。野菜を入れ、スパイス
とギーをからめます。火を弱めて蓋をし、５分熱してから混ぜ、
必要に応じて水を足します。選んだ野菜と鍋次第ですがだいたい
７〜15分程度、野菜がやわらかくなるまで煮ます。

マサラ (数食分) 調理時間：10分以内
すりつぶしたクローブ……小さじ1
すりつぶしたカルダモン……小さじ1
ホールの黒コショウ……小さじ1
ローリエ……5枚
シナモン……小さじ1
クミンシード……小さじ2
コリアンダーシード……小さじ4

　スパイスを全部一緒にすり鉢とすりこぎかブレンダーで細かく
すりつぶします。これは温性のレシピなので、寒い冬に消化を刺
激するために少量使うとよいでしょう。このすぐ前にあるレシピ
やスープレシピなどの野菜料理に使ってください。創造力豊かに
なにが合うかを試してみてください。マサラはガラス容器もしく
はステンレス製の容器に入れて暗い戸棚に保存してください。

- -

タマリンドチャツネ (大人数) 調理時間：5〜10分
タマリンドのペースト(手に入れば生のタマリンド)……小さじ3
刻んだドライココナッツ……大さじ1
ライム汁……小さじ1/2
コリアンダーパウダー……小さじ1/2
クミンパウダー……小さじ1/2
ターメリックパウダー……小さじ1/4
ショウガパウダー……小さじ1/4
岩塩……ひとつまみ
ゴマ油……大さじ3

　温めたゴマ油で全部の材料を炒めます。室温でお召し上がりく
ださい。

ターメリックとクミンのチャツネ（大人数）調理時間：10分

挽き割りのムング豆……小さじ1

生のターメリック（ウコン）……1/2カップ

クミンシード……1/4カップ

おろしショウガ……大さじ5

水……1カップ

パクチー……1/2カップ

ライム汁……1/2カップ

岩塩……小さじ1/2

すりつぶした黒コショウ……ひとつまみ

　挽き割りのムング豆をブレンダーですりつぶして粉にします。ターメリックをみじん切りにするかすりおろして、クミン、ショウガ、水と一緒にブレンダーに加えます。ブレンダーにかけてペースト状にし、パクチー、ライム、塩、コショウを加えます。辛味の食べ物のバランスを整えるのにぴったりのレシピです。

ミントチャツネ（大人数）調理時間：10分以内

パクチー……1束

生のミントの葉……1束

ライム汁……大さじ2

すりつぶした岩塩……小さじ1/4

カイエンペッパー……小さじ1/8

作りたてのプレーンヨーグルトかバターミルク……大さじ4

　すべての材料をブレンダーにかけてなめらかにします。ガラス瓶に入れて冷蔵庫で保存し、3日以内に使い切ってください。

デーツとショウガのチャツネ（大人数）調理時間：5〜10分

デーツ（できれば生のものか、ドライなら1時間水に浸す）……1カップ

生のショウガ……大さじ2

岩塩……小さじ1/2

ライム汁……小さじ2

水……大さじ4

　デーツは切って種を取りのぞきます。材料すべてブレンダーでなめらかになるまで攪拌します。これは甘くて冷性のチャツネで、強さと活力を増進します。

- -

イチジクのタルト（6〜8人分）調理時間：1時間半、ほとんどそばについていなくて大丈夫です

タルト生地

大麦粉、全粒の小麦粉…………1カップずつ、合計2カップ

すりつぶした岩塩……小さじ1/2

シナモン……小さじ1/8（なくても可）

ココナッツオイル（ギーかアーモンドオイルで代用可）……1/2カップ

冷水……大さじ6〜8

刻んだ生のピーカンナッツかマカダミアナッツ

　小麦の粒とパール大麦を挽いて粉を作ります（1対1の割合で）。製粉器がない場合は、新鮮な粉を挽くために手動の製粉器を買ってもいいかもしれません。清潔な手で、乾燥している材料をすべて（粉、塩、シナモン）をボウルに入れて混ぜます。ココナッツ油を加えて油が完全に吸収されるまでよく混ぜます。水を適量加え、ひとまとめにして丸めます。ボウルに布をかぶせて冷蔵庫で30分冷やします。オーブンを190度で余熱します。

手の指を使って生地を中サイズのガラス製の角皿かステンレス製のバットの中にぎゅっと詰めます。細かく刻んだ生のペカンナッ

ツかマカダミアナッツをタルト生地の上に振りかけて、190度で
5分焼きます。

フィリング

500g～1kgの熟したイチジク

　きれいに洗った生の熟したイチジクをブレンダーに入れて
ピューレ状にします。

　生のイチジクが手に入らない場合は、乾燥イチジクを4～6時
間、やわらかくなるまで水に浸して戻します。かかる時間はイチ
ジクの乾燥の度合いによって変わります。イチジクを戻し汁ごと
ブレンダーに入れてください。

　イチジクのピューレをタルト生地にのせて広げます。190度の
オーブンで20分焼きます。温かいうちに、もしくは室温のタル
トを召し上がれ！

マフィン（20個分の調理時間：25分）

粉（全粒粉1カップ半と大麦かオーツ麦1／2カップを混ぜ合わ
せたもの）……2カップ

玄米の米粉……1カップ

アマニの粉末……1/2カップ

ナツメグ……小さじ1/2

シナモン……小さじ1/2

カルダモン……小さじ1/2

天然岩塩……小さじ3/4

アーモンド油かヒマワリ油……1/3カップ

皮をむいて刻んだアーモンド……3つかみ

メープルシロップか未精製の自然糖……1/2カップ

水……1～2カップ

乾燥している材料とナッツをすべて混ぜます。ちょうどいい量の油と水を加え、粉が全部くっついてやわらかいひとまとめの生地になるようにします。

　オーブンを200度で余熱します。

　できる限り余分に生地を触らないようにしながらマフィンの形を作って、ステンレスのベイキング天板かガラス皿に並べます。形はバラバラになるかもしれませんが、大丈夫です。200度のオーブンで15分、爪楊枝を刺してもなにも付かなくなるまで焼きます。焼き時間はマフィンの大きさ、分厚さ、そしてオーブンで変わります。生のショウガとフェンネルパウダーを加えて味がピリッとしたマフィンを作ることもできます。

ショウガとピーカンナッツのマフィン（約10個分）

全粒の小麦粉かスペルト小麦粉……2カップ

大麦粉……2カップ

天然岩塩……小さじ1

おろしショウガ……大さじ1

細かく刻んだピーカンナッツ……3/4カップ

ギー……1/3カップ

　乾燥している材料をよく混ぜます。ショウガ、ギー、ナッツを加え、生地がちょうど全部くっつくくらいの分量の水を入れてしっかりと混ぜます。オーブンを200度で余熱します。両手を使ってマフィンを形成し、ステンレス製の天板かガラス製の焼き皿に並べます。200度のオーブンで15分、爪楊枝を刺してもなにも付かなくなるまで焼きます。調理時間はマフィンの大きさとオーブンで変わります。

カボチャとサツマイモのパイ（4人分）調理時間：1時間、ほとんどの時間はそばにいなくて大丈夫です

蒸したかオーブンで焼いたカボチャ……2カップ

蒸したかオーブンで焼いたサツマイモ……2カップ

ギー……大さじ2〜3

牛乳かライスミルク（サツマイモやカボチャを蒸した場合は、その汁を使う）……1カップ

すりつぶしたピーカンナッツ……1/2カップ（なくても可）

シナモン……小さじ1/2

糸状のサフラン……10本

　オーブンを200度で余熱します。

　火の通ったカボチャとサツマイモをブレンダーに入れ、ギーと牛乳を一緒に入れてなめらかにします。スパイスを混ぜ込みます。イチジクのタルトと同じようなシンプルな生地でパイ皮を作ってもいいし、パイ皮なしでも構いません。パイ皮が軽く焼けたら、ブレンダーの中身を焼き皿にのせます。上にすりつぶしたピーカンナッツを散らします。オーブンで15〜20分焼きます。冷ましてから取り分けてください。カボチャかサツマイモの代わりにニンジンを使うこともできます。圧力鍋を使う場合は、少量の水か牛乳でサツマイモやカボチャを調理しましょう。パイ皮なしでも美味しく食べられます。

ヨーグルトラッシー（2人分）調理時間：5分以内

作りたてのプレーンヨーグルト……1/2カップ

水……1/2カップ

クミンパウダー……小さじ1/8

コリアンダーパウダー……小さじ1/8

フェンネルパウダー……小さじ1/8

すりつぶした黒コショウ……小さじ 1/8

岩塩……ひとつまみ

　すべての材料を約１分間ブレンダーにかけるか、瓶に入れてしっかりと撹拌させます。これは消化を助ける飲み物です。室温で食事の最後に飲みましょう。この半分が１人分です。これはピリッとしたラッシーです。

　甘いラッシーを作る場合は、上のスパイスをカルダモン小さじ 1/8、シナモンひとつまみ、メープルシロップ小さじ 1/2 に変えても構いません。スパイスは「調理の基礎」にあるスパイスガイドを参考にし、自分のドーシャに合うようにアレンジしてください。

レーズンドリンク

レーズン……1/4 カップ

水……１カップ

カルダモン……小さじ 1/8

シナモン……小さじ 1/8

　レーズンを一晩もしくは最低４時間水に浸します。レーズンを浸水させた水の方だけを摂取してください。貧血、便秘の人やエネルギーを増幅させたい人に役立つ飲み物です。

浄化と喜びのキッチャリー・レシピ

　キッチャリーは、米と挽き割りのムング豆にハーブとスパイスを入れたシンプルなお粥です。ホールのムング豆（緑豆）を代用することも可能ですが、その場合は調理前の６〜８時間水に浸してから使ってください。ここに記載しているレシピは、ドーシャのバランスを整えるもの、アグニを支えるもの、特定の臓器を対象に、浄化、癒し、バランス調整を働きかけるものに対応して材

料を変えています。キッチャリーは消化と吸収がよく、アグニの立て直しとバランスの調整に適しています。免疫力が危うくなっていると感じるとき、アグニが弱いと思うときに最適です。1週間のうち丸1日をキッチャリーの日にすると大変効果的です。

プレーンなキッチャリー（4人分）調理時間：1時間、ほとんどの時間はそばにいなくても大丈夫です

バスマティ米……1/2カップ

挽き割りのムング豆……1/4カップ

ギー……大さじ3

クミンシード……小さじ1

コリアンダーシード……小さじ1

アサフェティダ……小さじ1/8

昆布を細かく刻んだもの……1切れ分

水……6カップ

岩塩……小さじ1/2

おろしショウガ……大さじ1

ターメリック、生かパウダー……小さじ1

カルダモン……小さじ1/2

ニンジンや葉野菜など、新鮮な野菜をみじん切りにしたもの……2～4カップ

濃さを調整するための追加の水

　米と挽き割りのムング豆を水が透明になるまで洗います。鍋でギーを温め、クミンシード、コリアンダーシード、アサフェティダを入れて香りが立つまで火にかけます。残りのスパイスを加えて混ぜます。米、挽き割りのムング豆、昆布を入れてかき混ぜ、1～2分以上煮立てます。水を4カップ加え、蓋をして45分煮ます。

熱を冷ますキッチャリーを作る場合は、ゴボウ 15 ～ 25㎝、サ
ヤインゲン 1 カップ、フェンネルシード小さじ 1 を入れて、ショ
ウガは抜きます。腎臓をきれいにして血を浄化し、ピッタを減ら
すのにぴったりです。

　温めるキッチャリーを作る場合は、カルダモンを小さじ 3/4 ま
で増やして、ホールの黒コショウ小さじ 1/2、ローリエ大一枚、
シナモン小さじ 3/4、クローブ小さじ 1/4 を足します。スパイス
をすべてギーに入れて火を通し、ブレンダーに入れて徹底的に
すりつぶしてください。このペーストをキッチャリーに入れま
す。このキッチャリーは消化と循環を刺激するのにぴったりです。
ヴァータのバランスを整えてピッタを増やします。カパのバラン
スの乱れにはギーの分量を減らしてください。

　消化のためのキッチャリーは、ローリエを 3 枚に増やして乾燥
オレガノを小さじ 1 足します。このキッチャリーは、ピッタを悪
化させずに消化を刺激するのにぴったりです。

　肝臓・胆のう浄化のキッチャリーは、ギーの代わりにヒマワリ
油を使用し、米の代わりにパール大麦を 1/2 カップ入れます。ス
パイスに黒マスタードシード小さじ 1/2 を加えてください。水を
足すときに一緒にゴボウ 15 ～ 20㎝のみじん切りと細かく刻んだ
乾燥タンポポの根っこ大さじ 1 も加えます。出来上がる 15 ～ 20
分前に、ブロッコリーとカラードやケールのような緑色の葉もの
野菜の両方もしくはどちらかを加えます。このキッチャリーは利
尿作用と軽い便通促進作用があります。

　腎臓浄化には、挽き割りのムング豆の代わりにアズキカップを
使います。豆を 6 ～ 8 時間水に浸すか、やわらかくなるまで圧力
鍋で調理してください。アサフェティダを小さじ 1/2 まで増やし、
フェンネルシード小さじ 1/4、ローリエ 2 枚、カレーリーフ 3 枚、
シナモン小さじ 1/8、すりつぶした岩塩 3/4 を加えます。ショウ
ガは抜きます。野菜は、20 ～ 25㎝のゴボウと大きめのドングリ

カボチャ1個のみじん切りを入れます。このキッチャリーは利尿作用があり、腎臓浄化の働きがあります。ヴァータとカパのバランスを整えます。刻んだパクチーを散らすとピッタを静めることができます。

サツマイモのキッチャリー（4人分）調理時間：1時間、ほとんどの時間はそばについていなくて大丈夫です

挽き割りのムング豆……1/2カップ

バスマティの玄米……1カップ

おろしショウガ……3cm分

細かく刻んだココナッツ（生でもドライでも可）……大さじ2

ターメリック……小さじ1

パクチー……1/2カップ

ギー……大さじ3

ホールのグリーンカルダモン……8個

ホールのクローブ……8個

黒粒コショウ……11個

シナモンスティック……8cm（なくても可）

ローリエ……3枚

サツマイモのさいの目切り……大1個分

　挽き割りのムング豆と玄米を水で洗います。ショウガ、ココナッツ、ターメリック、パクチーと好みの分量の水をブレンダーかフードプロセッサーに入れて軽く撹拌させます。大鍋で中火でギーを溶かし、カルダモンシード（またはホール）、クローブ、粒コショウ、シナモンスティック、ローリエを3〜5分炒めます。ブレンダーにかけたスパイスを足して軽く火が通るまで数分炒めます。次に、挽き割りのムング豆と米を足して、あと数分炒めます。中身がかぶるくらい水を入れ、蓋をして煮立たせます。火を弱めて

約45分、もしくは挽き割りムング豆が完全に煮崩れるまで煮ます。25分たった頃にサツマイモを入れて必要に応じて水を足し、最後まで調理します。このキッチャリーは、消化を刺激してヴァータとカパを減らすのに最適です。ピッタが過剰の場合はお勧めしません。

平安、自由、喜びのためのレシピ

　ペースを落とす。進行方向を見つめる。

　自分の意思を明け渡す。未知の中に身を置き、人生が自然に展開するに任せる。

　低次の知性には休息を与える。静かにして高次の知性の最も奥深くにある自己の声に耳を傾ける。

　自分の選択と結果に注意を払う。自己責任で自分を解放する。意識を育む。人生にしっかりと存在することを身につける。

∼◦◦ 付録B-健康日誌 ◦◦∽

　自分の食べるもの、消費するものと気分を関連づけるための道具としてこの日記を使用してください。このページをコピーして、3週間の間、1日を通しての情報を書き込んで、日誌を完成させてください。自分のパターンとその影響に気づくことができます。簡単に問題の原因を見極めることができます。

【健康日誌】

日付	記録した時間	記録した時間	記録した時間	記録した時間
食べたもの				
飲んだもの				
ハーブとサプリメント				
サーダナ（修行） 　ヨガ 　プラーナヤマ 　瞑想/マントラ 　チャンティング（読経） 　アーサナ 　その他				

日付	記録した時間	記録した時間	記録した時間	記録した時間
セルフケア				
歯茎と歯				
散歩／マントラ				
その他のセルフケア				
睡眠スケジュール				
起床時間				
就寝時間				
睡眠時間				
どう感じますか?				
身体面				
全体的な快適さ				
体温				
胃腸の状態:ガス、アグニ				
排便回数				
便の質				
肌の状態				
息/舌				
精神面				
全体的な快適さ				
明晰さ				
その他				
感情面				
全体的な快適さ				
気分				
起伏				

付録C- 6つの味一覧表

　次の表は、食事の味バランスを整えるのに役立ちます。辛味、苦味、渋味は浄化の性質です。甘味、酸味、塩味は滋養を与えます。どれもすべて、摂り過ぎるとバランスを乱す原因になります。ほどほどが肝心なのです。

【6つの味一覧表】

元素	味	性質	バランスを整えるドーシャ	過剰摂取で誘発されるドーシャ	ヴィパーカ
空、水	**甘**	油、重、冷	ヴァータ ピッタ	カパ	甘
地、火	**酸**	油、重、温	ヴァータ	ピッタ カパ	酸
水、火	**塩**	油、重、温	ヴァータ	ピッタ カパ	甘
火、風	**辛**	乾、軽、熱	ヴァータ カパ	ピッタ ヴァータ	辛
風、空	**苦**	乾、軽、寒	カパ ピッタ	ヴァータ	辛
風、地	**渋**	乾、軽、冷	カパ ピッタ	ヴァータ	辛

付録D-
元素とそれに対応する食材一覧表

次の表は食材と元素を照らし合わせるのに役立ちます。

【元素とそれに対応する食材一覧表】

元素	食材
地	オーグメンティングの野菜、ほとんどのナッツと種（タネ）類、小麦と米を始めとする穀物、新鮮なココナッツの果実、海藻、豆、肉、きのこ
水	乳製品、パパイヤ、メロン、ブドウ、オレンジ等の水分を多く含む果物、キュウリ、ズッキーニ等の水分を多く含む野菜、ココナッツ・ウォーター
火	唐辛子、黒コショウ、シナモン、クローブ、ショウガ、アサフェティダ、ニンニク、タマネギ、パイナップルやレモン、グレープフルーツ、タマリンド、クランベリー等の酸味の強い果物、アルコール類、タバコ
風	ドライフルーツ、生野菜、ブロッコリーやキャベツ、スプラウト、カリフラワー等のエストラクティブの野菜、ほとんどの豆類
空	スプラウト、生野菜ジュース、藻類、カフェイン、アルコールやマリファナ、コカイン、タバコ、麻薬等のドラッグ

付録E-調理法一覧表

次の表は調理法とそれぞれが食べ物に込める性質の概要です。

【調理法一覧表】

調理法	性質	情報
オーブンで焼く	柔、重、濃、甘	ゆっくりと火が通り、食材の甘みが強く出て、形がほとんど変わりません。
ブレンダーにかける	滑、柔、濃、細	固形の食材がクリームのように滑かになります。とろっとしたスープやグレービー、カレー。穀物、豆、根菜、ナッツ、種がクリーム状のバターになります。
茹でる	最も軽い、柔、動	食材から茹で汁に栄養が逃げます。非常に弱ったアグニにお勧めです。
ソテー／炒め煮	油、湿、重	栄養、水分、味をある程度逃がさずに食材にとどめておくことができます。
水に浸す	柔、湿	乾燥した豆を柔らかくしたり、ドライフルーツに水分を戻すことができます。
発芽させる	軽、粗、乾、清	発芽した種、豆、ナッツをとても軽いです。
蒸す	軽、柔、動	繊細な食材に軽く火を通すのに適しています。
トーストする	乾、硬、軽、苦	種、ナッツ、穀物を軽くするのに適しています。

用語集

アーマ – 代謝毒素、未消化の食べ物や感情から発生する

アーユルヴェーダ – 生命、暮らしの科学

アグニ – 消化の火、変容のエネルギー

意識 – 自分の存在、感覚、思考、環境、影響が認識できる心の
　働き

インナーチャイルド – 子供であり続ける精神の一部

ヴァータ – 風と空の体質、ドーシャ

ヴィーガン – 動物性食品を一切食べない人のこと

ヴィールヤ – 食べ物や飲み物の「熱」と「冷」の作用

ヴィパーカ – 食べ物の消化後の作用

ヴェジタリアン – 動物の肉は食べないがハチミツと乳製品は食
　べる人のこと

エゴ – 自己中心的な意識、神を追い出した状態、人とその内側
　にある根源との見せかけ上の分離

カパ – 地と水の体質、ドーシャ

カルマ – 原因と結果の法則、蒔いた種を刈り取る、輪が閉じる

ギー – バターに火を通して、バターのように重たいものよりも
　軽いエクストラクティブ性にしたもの

共依存の行動 – 他者を支配しようとする、否定、自尊心が低い、
　相手に合わせすぎる、などの破壊的な生活パターン

グナ – サットヴァ、ラジャス、タマスの3つで構成される自然
　界の特質、マハグナとも呼ばれる

サットヴァ – 均衡、思いやり、バランスと調和、光の性質

サムスカーラ – 印象、条件付ける過程

消化補助 – 消化を刺激するハーブ

処理 – 感情が自由に沸き起こって通り過ぎるに任せながら、意識的に感情をくぐり抜けること、手放し

神聖な – 神の源との結びつき

蠕動運動 – 結腸が自然に収縮する動き

「食べてごまかす」– ある気持ちや感情を避けるために感情 に流されて食べること

タマス – 鈍さ、無気力、惰性、暗闇の性質

ダル – または挽き割りのムングダルは、ホールのムング豆（緑豆）の皮を除去して挽き割りにしたもののこと

チャクラ - 太古のヨガの体系に由来する。サンスクリット語で車輪や円盤を表す言葉。体の内と外で回転するエネルギーの渦。プラーナすなわち生命力を処理する中心。

ドーシャ – 体の３つの主な組織化原理のことで、個人の体質を決定するもの。その３つとは、ヴァータ、ピッタ、カパを指す。バランスが保たれているときのドーシャは調和をもたらし、バランスを乱している時は病気を刺激する

ピッタ – 火と水の体質、ドーシャ

プラーナ – 知性、あるいは生命力の流れ、そして呼吸

最も奥深くにある自己 – 直接意識を通して自覚できる内側にある源、高次の知性

最も奥深くにある真実 – 意識的な結びつきから神の源まで知っているという生まれながらの叡智

ラジャス – 動き、活動、エネルギーの性質

【参考文献】

Christensen, Alice. Yoga of the Heart. American Yoga Association and the Philip Lief Group, Inc., 1998.

 ヨガと現代の暮らしをさらに理解するために特にお薦めの本です。

Easwaran, Eknath. The Bhagavad Gita for Daily Living. 3 vols. Nilgiri Press, 1975.

 ヨガの原理を西洋文化の暮らしの視点から見て適応するのに素晴らしい一冊です。

Frawley, Dr. David. Ayurvedic Healing: A Comprehensive Guide. Salt Lake City: Passage Press, 1989.

 アーユルヴェーダの綿密な参照に適しています。

Gibran, Kahlil. The Prophet. New York: Alfred A. Knopf, Inc., 1923.

Grabhorn, Lynn. Beyond the Twelve Steps. Charlottesville, Virginia: Hampton Roads Publishing Co., 1992.

Kozak, Sandra Summerfield. Forgiveness: The Path to Happiness. Honesdale, Pennsylvania: Himilayan Institute Press, 2005. Light Transitions Tapes, 293 Andrew Ct. Benicia, CA 94510, www.internationalyogastudies.com.

 日々の暮らしで使える特にお薦めの一冊です。

Lad, Vasant. Textbook of Ayurveda Fundamental Principles. Albuquerque: The Ayurvedic Press, 2002.

 アーユルヴェーダの詳細の参照にしてください。

Merton, Thomas. The Living Bread. New York: Farrar, Straus & Cudahy, 1956.

Morningstar, Amadea. The Ayurvedic Cookbook for Westerners. Twin Lakes, Wisconsin: Lotus Press, 1995.

 アーユルヴェーダの視点から見た西洋風レシピ満載のとてもお薦めの本です。

Morningstar, Amadea, and Urmila Desai. The Ayurvedic Cookbook. Wilmot, Wisconsin: Lotus Light, 1990.

 とてもお薦めします。

Pole, Sebastian. Ayurvedic Medicine: The Principles of Traditional Practice. Philadelphia: Churchill Livingstone Elsevier, 2006.

 アーユルヴェーダが詳しく書かれています。

Ruskin, John. Emotional Clearing. New York: Wyler & Co., 1993.

 西洋と東洋の霊的なつながりを構築する方法の統合。

Shiva, Vandana. Manifestos on the Future of Food & Seed. Cambridge: South End Press, 2007.

 私たちの食べ物と種がどこから来るかについての素晴らしい情報源です。

Svoboda, Dr. Robert E. Prakruti: Your Ayurvedic Constitution. Albuquerque: Geocom, 1988.

 アーユルヴェーダのさらなる理解のために特にお薦めします。

Tiwari, Maya. Ayurveda: A Life of Balance. Rochester: Lotus Press, Healing Arts Press, 1995.

 アーユルヴェーダの治癒方法を深く理解できる特にお薦めの一冊です。

著者紹介

マイラ・E・リューイン (Myra E. Lewin)、BA、MBA、AP（アーユルヴェーダ・プラクティショナー）、ERYT500

　アーユルヴェーダとヨガを30年近く学び、実践を続けています。彼女に導かれた何千人もの人々がバランスのとれた本来の健康を取り戻し、依存症、摂食障害、自己免疫疾患を始めとする様々な問題を克服してきました。カウアイ島に拠点を置く Hale Pule Ayurveda & Yoga の創設者／ディレクターとして、アーユルヴェーダコンサルテーションや、これらの科学を学んで癒しを経験することのできるヨガとアーユルヴェーダの指導者養成コースを始めとする様々な機会を提供しています。

CPSIA information can be obtained
at www.ICGtesting.com
Printed in the USA
LVHW111640220321
682097LV00032B/1218